看護必要度データ
から始まる
臨床看護マネジメント

―医療機関における患者評価と体制整備―

監修 嶋森 好子
筒井 孝子

サイオ出版

監修

嶋森　好子　岩手医科大学看護学部長 / 日本臨床看護マネジメント学会理事長

筒井　孝子　兵庫県立大学大学院経営研究科教授

執筆者一覧（執筆順）

筒井　孝子　前掲

嶋森　好子　前掲

田中　彰子　横浜創英大学看護学部教授

箕浦　洋子　兵庫県立尼崎総合医療センター副院長兼看護部長

松岡さおり　小倉記念病院看護部業務担当部長

貝塚久美子　筑波メディカルセンター病院看護師長

高村　洋子　倉敷中央病院看護本部長

谷口　孝江　堺市立総合医療センター副院長兼看護局長

大夛賀政昭　国立保健医療科学院医療・福祉サービス研究部福祉サービス研究領域主任研究官

坂田　薫　京都民医連中央病院看護部長

嶋田　康之　姫路聖マリア病院事務部専任顧問

はじめに

　高齢化が進み、慢性疾患を抱える者が増える中で、高齢患者の健康や容態にかかわる介入には、多職種による複数の活動の連携が必須となった。ただ、こうした活動が本当に高齢患者を改善させるかといったアウトカムは十分でないこともよく知られている。これは患者の改善だけでなく、悪化に関しても同様である。

　こういった医療や看護サービスという介入行為が患者の状態にどのような影響を与えるのか、また、その関係性はいかなるものかを示すためには、介入行為に関する情報を定期的かつ日常業務に組み込まれる形で評価し、データとして蓄積していく必要がある。

　本書のテーマである「看護必要度」によるデータは、医療や看護サービスのアウトカムの評価のための基本条件となる『定期的かつ日常業務に組み込まれる形で評価が実施され、蓄積されてきた』、わが国で唯一のデータであり、極めて貴重といえる。

　一方、「看護必要度」は、日本の医療政策においても入院患者の重症度を規定するための指標として、長年にわたって重要な役割を果たしてきた。すでに「看護必要度」を用いて算出される重症患者の該当割合は、医療機関の機能分化を図る際のメルクマールとしても利用されている。

　2018（平成30）年度の診療報酬改定では、2008（平成20）年から一般病棟入院基本料の算定要件として用いられてきた看護必要度の評価項目を用いた評価票「〔(旧) 一般病棟用の重症度、医療・看護必要度〔(現) 一般病棟用の重症度、医療・看護必要度Ⅰ〕」に加え、診療報酬請求区分の診療実績データを用いて、医療処置に係るA項目とC項目の評価を代替する〔(現) 一般病棟用の重症度、医療・看護必要度Ⅱ〕が選択できることになった。このような診療実績データを用いた重症患者割合の評価を可能としたのは、「看護必要度」データによって、重症患者像を明示化してきたからといえる。

　今回、示された診療実績データを用いた重症患者割合の算定方法は、さらなる検討が必要な状況ではあるが、入院医療機関の評価が、患者の容態と医療や看護サービスの介入行為の実績値を基礎とするという国としての道筋は示したといえる。

　このようなことを鑑みれば、臨床に携わる多くの医療職にとって、「看護必要度」は引き続き理解を深め、さらなる利活用を進めていくべき指標であるといえる。

　本書は、これからも必須とされる「看護必要度」データを臨床看護のマネジメントに活用していくための入門書として、さまざまな視点から「看護必要度」をとりあげている。

　第1部では、2018（平成30）年度の改定で診療実績データから重症患者を推定するための外的基準とされた「看護必要度」の特徴を述べ、これが今日までの患者の評価の基本となってきたことや、「看護必要度」の成立の背景が説明されている。

第2部では、「看護必要度」の評価の根拠となる看護記録に必要とされる要件と、この記録を病院内で、本来の意味において、システム化されてきた病院を紹介し、その取り組みのプロセスについても紹介している。

　第3部では、2018（平成30）年度改定で変更された「重症度、医療・看護必要度Ⅰ」となった看護師の看護過程の評価を基礎としたマネジメントへの活用策について、その具体例が示され、説明が加えられている。

　第4部では、2018（平成30）年度の同時改定で推進すべきとされた入退院支援における「看護必要度」データの具体的な利用方法が示されている。入退院支援に関わる加算は、従来の退院支援加算から、とくに介護との連携を強化することを求めて改正が加えられている。

　こういった入退院支援を含め、今後、病院にとっては地域包括ケアシステムにおけるポジショニングが重要となること等が説明されている。

　第5部は、新設された「重症度、医療・看護必要度Ⅱ」の成立経緯が示され、この評価を正確に行うためには、病院内の臨床的統合や、部署間の機能的統合が必須となることを、事例を示しながら、述べられている。

　「看護必要度」は、病院経営や臨床現場の日々のマネジメント、そしてイノベーションを起こすために極めて有用な指標となった。おそらく、これほど臨床現場に普及した指標は、これまでにはなく、その利活用は、さらに推進されねばならない。

　そのためには、まず「看護必要度」の特徴を医療や看護サービスにかかわる多職種が理解し、これを運用するためのルールとロールが定められねばならない。そして、これらを前提とした、すべての臨床現場で利用しやすいマネジメント方法が求められているのである。

　本書の内容が病院や地域における医療や介護領域のマネジメントに少しでも役に立つことを願っている。

　最後に、この本の企画から編集にあたって、粘り強く携わっていただいたサイオ出版の中村雅彦氏に、この場を借りて、お礼を申し上げる。

2018年7月

筒井　孝子

CONTENTS

はじめに .... 筒井　孝子 ─── **3**

第1部
医療機関における患者評価の意義
─様式化されたデータとしての「看護必要度」

1. 社会保障制度持続化のための医療提供体制の改革 .... 筒井　孝子 ─── **8**
　─2018（平成30）年度診療報酬改定の背景とこれからの課題

2. 診療報酬における「看護必要度」活用の経緯 .... 筒井　孝子 ─── **12**

3. 医療政策のエビデンスとなった様式化された「看護必要度」データ ─── 筒井　孝子 ─── **14**

第2部
医療機関における患者評価の根拠となる
記録の考え方と体制整備

1. なぜ記録を作成するか .... 嶋森　好子 ─── **18**

2. 看護を表わす記録 .... 田中　彰子 ─── **36**

3. 「看護必要度」に必要とされる記録 .... 田中　彰子 ─── **44**

4. 看護記録の具体例 .... 田中　彰子 ─── **50**

　　1）兵庫県立尼崎総合医療センターの取り組み .... 箕浦　洋子 ─── **54**

　　2）小倉記念病院の取り組み .... 松岡さおり ─── **60**

　　3）筑波メディカルセンター病院の取り組み .... 貝塚久美子 ─── **75**

5. 記録の訓練 .... 田中　彰子 ─── **86**

6. 「看護必要度」の監査 .... 田中　彰子 ─── **95**

第3部

新たな「重症度、医療・看護必要度I」の評価の実際とマネジメントへの活用
――ビデオ事例の理解と評価のために――

1. 患者評価の実際と留意点　　　　　　　　　　　　　　　箕浦　洋子　**108**
2. 患者評価の信頼性を高めるための院内の連携　　　　　　高村　洋子　**113**
3. 患者評価の看護管理への活用　　　　　　　　　　　　　谷口　孝江　**118**

第4部

入退院マネジメントに必要な「看護必要度」データを用いた患者評価

1. 入退院マネジメントにかかわる政策動向　　　　　　筒井　孝子／大夛賀政昭　**128**
2. 患者評価をもとにした入退院支援システムの展開　　　　　坂田　薫　**134**
3. 継続的支援を実現するセルフマネジメント支援の取り組み　大夛賀政昭　**141**

第5部

2018年度診療報酬改定が医療機関のマネジメントに与える影響

1. 患者評価としての「看護必要度」データの意義　　　日本臨床看護マネジメント学会　**162**
　　―2017（平成29）年度入院医療等の調査・評価分科会の議事録から―　「看護必要度」研修ワーキンググループ
2. 「重症度、医療・看護必要度II」におけるDPCデータの活用と問題　嶋田　康之　**175**
3. 医療機関に求められる新たなマネジメント　　　　　　　筒井　孝子　**185**

おわりに　　　　　　　　　　　　　　　　　　　　　　　　嶋森　好子　**190**

第1部

医療機関における患者評価の意義
―様式化されたデータとしての「看護必要度」

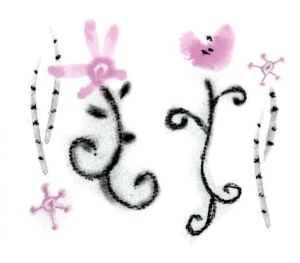

1 社会保障制度の持続化のための医療提供体制の改革

―2018（平成30）年度診療報酬改定の背景とこれからの課題―

国は、これまで社会保障費の適正化のために、施設から在宅への流れを推進し、そのための診療、介護報酬改定による誘導や、医療と介護の連携、地域圏域でのケアシステムの整備を進めてきた。

2018（平成30）年度は、介護報酬・診療報酬の同時改定だけでなく障害福祉サービスの改定もあり、このようなトリプル改定によって、今後の医療・介護障害福祉施策における大きな方向性が改めて示されたという点で象徴的な年となるだろう。さらに今年は第7次医療計画・第7期介護保険事業（支援）計画・第3期医療費適正化計画が実施されることとなる。

すでに2017（平成29）年12月に「社会保障審議会医療保険部会」および「社会保障審議会医療部会」では、どこに住んでいても適切な医療・介護を安心して受けられる社会の実現、すなわち地域包括ケアシステムの構築が、2018年（平成30）度診療報酬改定を行うにあたっての基本であると示した[1]。

こうした施策の方向性自体は、2010（平成22）年から継続しており、施設から在宅へ、地域へという流れも同じといえるが、十分な成果はあがっていない。このため都道府県及び地方自治体が実施すべき施策の基本となるのは、『効率的かつ質の高い医療提供体制の構築』と『地域包括ケアシステムの構築』の2つとなる。前者の『効率的かつ質の高い医療提供体制の構築』については、地域医療構想（ビジョン）の策定によって、二次医療圏別に将来病床を示し、当該地域の特性を生かした医療サービスの提供体制を確立することが求められている。

各医療機関は、すでに自らの機関がもつ医療機能を高度急性期、急性期、回復期、慢性期という医療区分別に都道府県に報告することが義務づけられ、都道府県は、この報告制度などを活用して、各医療機能の必要量などを含む地域の医療提供体制の将来のあるべき姿である地域医療構想（ビジョン）を策定してきた。

これまでも都道府県では地域医療計画が策定されてきたが、これについては実効性に欠け、病院の医療機能が不明確であったとの批判は少なくなかった。この状況を是正するため、地域医療構想（ビジョン）では、医療機関の自主的な取組と医療機関相互の協議により推進することが基本であるが、医療機関相互の協議の合意に従わない医療機関が現れた場合などには必要な対処措置を講ずることができるといった、都道府県知事の権限も強化され、本格的に計画の実行がなされていくものと考えられる。以上のような状況下で入院医療の評価体系は大幅に再編されることとなった。これは、7対1と10対1病棟は、いずれも「急性期入院医療」を担うことが期待されてきたが、より重症な患者の受け入れが期待される7対1の病棟機能をより高度化し、これに相応しい病院だけが7対1を算定するような施策といわれている。

今回の改定では、一般病棟入院基本料を急性期入院基本料と地域一般入院基本料に再編し、基本部分（入院医療の基本的な診療にかかわる評価）と実績部分（診療実績に応じた段階的な評価）を組み合わせた評価体系へと変えるという。つまり、7対1入院基本料と10対1入院基本料を再編・統合し、【10対1看護配置、平均在院日数21日以内】などの基本部分と、【重症患者割合】などに応じた診療実績評価部分を組み合わせた入院料を創設する（図1-1）。また、ここで示された診療実績評価部分については、暫定的に「重症度、医療・看護必要度の基準に該当する患者割合」（重症患者割合）に基づいて複数段階に設定し、現行7対1からの円滑な移行をめざすべきとの提案がなされた。ただし、これについての実態を踏まえた議論は入院医療等の調査・評価分科会（以下、分科会と略す）では、その資料も出されていなかった。

　現行の報酬体系では、7対1入院基本料の点数がかなり高いことから、10対1への移行はほとんど進まなかったため、新たに再編される急性期一般入院基本料においては、現行の7対1と10対1の間に中間的な評価を設け、7段階となった。この細かい段階については、従来の7対1と10対1の点数の差を小さくし、この点数を段階的にすることで病院が自らの機能にあった病床数を選択できるようにしたと説明された。

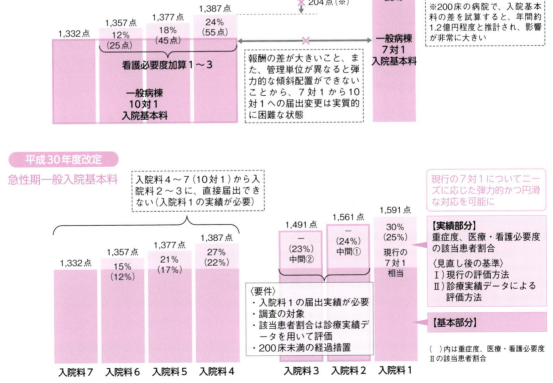

（厚生労働省保険局医療課：平成30年度診療報酬改定の概要、医科Ⅰ、平成30年3月5日版、p.9、http://www.mhlw.go.jp/file/06-Seisakujouhou-12400000-Hokenkyoku/0000198537.pdfより改変）

図1-1　一般病棟入院基本料（7対1、10対1）の再編・統合のイメージ

以上のような説明から、今回の改定では急性期一般入院基本料は「重症度、医療・看護必要度Ⅰ」による重症患者に該当する割合として、7対1に相当する急性期一般入院料1に相当する重症患者の割合は「30％以上」とされ、現行の25％より高い基準が設定された。

　ただし、これについては、支払い側と診療側との意見は厳しく対立したため、公益委員の裁定によって30％以上と決定されたが、裁定にあたっては、以下のような意見が付記された。

『今回の改定は、入院基本料の評価体系を基礎部分と実績部分の組み合わせに再編・統合するほか、「重症度、医療・看護必要度」の項目の判定方法等についても見直すなど、将来に向けた大きな見直しを行うこととしている。また、医療経済実態調査の結果によれば、急性期病院が赤字傾向であることも事実であり、さらに、今回改定では、現行の7対1一般病棟入院基本料の報酬水準は現行と同水準を維持することが想定されていることを考えれば、基準値の設定に当たっては、地域医療の提供体制を適切に維持し、また、医療機関の経営に過大な影響を及ぼすことがないよう、経過措置も含めて配慮することが必要である』

　同時に今回の改定では、重症患者の定義については、以下のような見直しもされた。

1．「A項目1点以上かつB項目3点以上」の患者（現在は重症患者に非該当）が、B項目の「診療・療養上の指示が通じる」「危険行動」のいずれかに該当する場合は重症患者と見なす
2．C項目の開腹手術（現在、手術当日から5日間は重症患者に該当）について、「4日間」に短縮する

　以上の見直しの影響を厚生労働省は、重症患者割合は高くなりやすいとしており、新基準の重症患者割合「30％」は現行基準の「26.6％」に相当するとされた。しかしながら、これは、すべての病院において同様の傾向が示されるわけではなく、重症患者割合が高くなりやすい病院の特徴は、1．の定義に該当する認知症の入院患者が多い病院であろうということが看護師らの臨床経験からは示されている。

　そして、この重症患者の定義の見直しは、特定機能病院やがん専門病院でも適用されるが、7対1の特定機能病院と専門病院では、施設基準の基準値である重症患者割合が、現在の「25％以上」から「28％以上」に引き上げられる（一般病棟7対1相当の急性期入院料1の「30％以上」と異なる基準値が設定されている）。しかし、特定機能病院・専門病院では、「診療・療養上の指示が通じる」や「危険行動」に該当する入院患者が少ないことから、重症患者の割合については、その数値の妥当性についての疑

義も生じ始めている。拙速な改定による弊害は少なくないと予想される。
　次項では、今回の改定に際して、診療実績データから、重症患者を推定するための外的基準として用いられた、「一般病棟用の重症度、医療・看護必要度」データの基礎となった評価項目が、診療報酬の算定要件とされてから、これまで、診療報酬改定のたびにどのように変遷してきたかについて述べる。

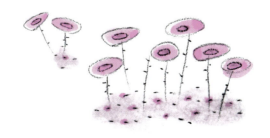

引用文献
1）社会保障審議会医療保険部会・社会保障審議会医療部会：平成30年度診療報酬改定の基本方針（平成29年12月11日）、2017

2 診療報酬における「看護必要度」活用の経緯

　2008（平成20）年に急性期入院医療の実態に即した看護配置を適正に評価する目的で、看護実質配置7対1入院基本料という上位区分が創設された。当時、厚生労働省の見込みは5万床程度とされていたが、制度導入後の短い期間に30万床を超える届出がされ、この勢いは、次年度も収まらなかった。しかもこの算定を採るため、翌春の新卒者を大量に採用しようとする都市部の医療機関によって、地域医療に深刻な影響を与えるという結果がもたらされた。

　このため2010（平成22）年度改定では、「一般病棟用の重症度・看護必要度に係る評価票」を用いた患者評価を要件とする入院基本料の加算についても2つが新設された。1つ目は、一般病棟で10対1入院基本料を届け出ている病院では、患者の「重症度・看護必要度」を継続的に測定し、評価を行っていることを評価する「一般病棟看護必要度評価加算」であった。もう1つは、これまで看護補助者の配置が評価されていなかった一般病棟の7対1入院基本料と10対1入院基本料に「一般病棟用の重症度・看護必要度」の基準を満たす患者が一定割合以上である場合に限って算定することができる「急性期看護補助体制加算」であった。

　これにより、7対1、10対1入院基本料以外の入院基本料を届け出ている病院は配置基準を満たせば、看護補助加算を算定することができるが、この点数には配置基準だけでなく、入院患者の状態や医療や看護サービスの投入量を示すことになる評価基準が導入されることとなった。

　2012（平成24）年度改定では、「看護必要度」による患者評価の13対1入院基本料への導入や10対1入院基本料における要件化がなされ、「看護必要度」による患者評価は広がっていった。

　2014（平成26）年度の診療報酬改定では、社会保障制度改革国民会議報告書で示された、「2025年モデル」の実現をめざす方向として基本的には社会保障制度の安定化に資することを目的とし、平均在院日数の短縮や長期入院患者の評価の適正化が求められた。そして「重症度・看護必要度」は、「一般病棟用の重症度・看護必要度」から「一般病棟用の重症度、医療・看護必要度」へと変更され、とくに急性期患者の特性を評価する項目への改正がされた。

　直近の2016（平成28）年度の診療報酬改定では、2014（平成26）年度の診療報酬改定と同様、2025年に向け、医療機能の機能分化・強化、連携に関する充実などのため、入院医療では機能に応じた適切な評価の推進と手厚い医療に対する評価がされた。とくに、「一般病棟用の重症度、医療・看護必要度」においては、手術や救命等に係る内科的治療、救急搬送、認知症・せん妄の症状等を含めた急性期に密度の高い医療を必要とする状態が適切に評価されるような評価票の見直し（A項目の追加、B項目の

追加・削除、C項目［手術等の医学的状況］の設定）がされた。このC項目の追加は、2018年（平成30）度診療報酬改定における「一般病棟用の重症度、医療・看護必要度Ⅱ」創設のためのプレリュードであった。

　2016（平成28）年度には、この他にも総合的かつ専門的な急性期医療を適切に評価する観点から、見直された入院基本料等加算である「総合入院体制加算」に「一般病棟用の重症度、医療・看護必要度」に係る評価票を用いた該当患者割合要件が設定された。

　そして、今回の2018（平成30）年度診療報酬改定で「救命救急入院料1、3」や「脳卒中ケアユニット入院医療管理料」の施設基準としても用いられるようになった。

　このほかに改定された内容として、処置等を受ける認知症またはせん妄状態の患者をより適切に評価するよう「重症度、医療・看護必要度」の判定基準も見直された。これにより、「A得点1点以上かつB得点3点以上」かつ「診療・療養上の指示が通じる」（B項目14）または「危険行動」（B項目15）のいずれかに該当している患者を重症患者として新たな判定基準に追加することとされた。同様に、前回、導入された総合入院体制加算1、2については、ともに「一般病棟用の重症度、医療・看護必要度」の該当患者割合（A得点2点以上またはC得点1点以上）が3割以上とされた。

　このように、ここ10年間、「看護必要度」については、診療報酬改定時には、必ず何らかの修正がなされ、わが国の医療現場では、このような患者評価が必須とされる病棟が拡大し続けてきた。

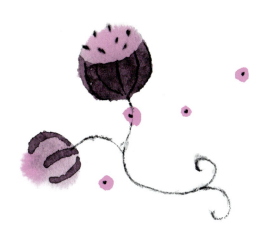

3 医療政策のエビデンスとなった様式化された「看護必要度」データ

　入院患者のうち、どのような状態像をもった患者を重症とするかについては、これまで、患者の多様な病態を表現することが困難であることから、明示されてこなかった。唯一、存在してきたのが、「一般病棟用の重症度、医療・看護必要度」のA項目、B項目およびC項目のカテゴリーのいずれかの組み合わせに該当するとされた重症患者であった。この患者像は、看護師の臨床知見、とくに看護過程とよばれるプロセス情報から得られたものであった。

　この看護におけるプロセス情報と診療実績データを分析することによって、結果としての重症患者のあり様を示す「一般病棟用の重症度、医療・看護必要度Ⅱ」に係る評価が示されることになった。

　つまり、「看護必要度」による患者の評価データをいわゆる外的基準として、診療実績データとの関係を分析し、長年の懸案事項とされてきた、わが国の急性期入院病棟における重症患者の定義をしたと説明できる。

　これはわが国においては、入院患者のうち、重症患者を定義するにあたっては、様式化された「看護必要度」のデータを用いるしかなかったということである。つまり、今回の大幅な入院基本料の再編は、看護師の評価によって集積されてきた様式化された「看護必要度」の評価データが基盤とされたのであった。そして、これらは、その根拠となる看護師の記録によって担保されるものといえる。

　だが、この「看護必要度」の評価データについては、分科会の委員からは、『看護師が判断して評価する手法ではなく、DPCデータを活用して測定した方が客観的データを取得できる』、『研修に参加しないと正確に評価できないのであれば、客観性のある指標とは言えない』と評価されたものであった。

　このような意見が出されたことにもかかわらず、「一般病棟用の重症度、医療・看護必要度Ⅱ」の導入はなされた。このことについては看護師だけでなく、これを推進した関係者らは記憶にとどめておく必要がある。

　さて、看護師にとって、「看護必要度」の評価とその記録は、多忙な日常業務のなかで、7対1入院基本料を算定するためという、経営側からの圧力から評価しなければならないものと受け取られてきた。このようなことから、記録の負担を軽減するために診療実績データへの代替をすべきとの意見は分科会でも多く出された。しかしながら、本書の第2部の嶋森氏の原稿にも記されているとおり、看護師は、「看護必要度」のために記録をしているのではなく、適切に看護サービスを提供するために必要となる記録をしているのである。

　また、「看護必要度」の記録は、ここ10年の間、現場の看護師にとっては、国や経営側が必要としているものであって、患者ニーズを踏まえた看護を提供するために必

要な記録であるという発想は乏しかったし、安全な看護とするための情報として「看護必要度」の評価データは有用との認識も低いままである。

さらに、最も重要なことは、「なぜ、この患者に対して、この看護を提供したのか」という根拠を示すために記録をするという一貫した態度が看護師側にも、病院側にも準備されなかったということが問題の本質である。換言するならば、看護師が求める「質の高い看護提供」を実現するための記録でなく、単に診療報酬のための記録と認識され、記録を活用できない看護師や、看護管理者が多くいたということこそが問題であった。

「看護必要度」の記録が看護師にとって、自らの病院のマネジメントに際しての有用な情報となること、日々の看護の現場にどのような影響があるのか、記録の簡略化に、どのような工夫ができるかといったことは、本書で、臨床看護を担ってきた方々が詳細に示された。しかしながら、これらの実践はベストプラクティスとして位置づけられるものであり、すべての臨床現場で実現するためには、なお時間を要するものとされる。

だが、これまで臨床現場において積み上げられてきた「看護必要度」の評価データはまさに様式化されたデータであり、しかもディープデータなのである。ディープデータとは、消費者の消費行動ではなく、生産者の行動であるノウハウを含んだデータとしてデジタル社会において膨大な可能性を秘めているとされるビックデータと対比して用いられる概念である。

わが国では、2017（平成29）年の改正個人情報保護法の全面施行により、匿名加工情報制度が創設され、統計的なビッグデータの分析に対応できるようになった。だが、個人の詳細な履歴情報を中長期的に集約・名寄せして、これにより個人に最適にカスタマイズされたサービスを展開するといった対応は困難な状況にある[1]ことも認識されつつある。

このため、医療機関に存在している、看護が蓄積してきたディープデータは、これからますます貴重なデータとなる。このことは、疑いようのない事実である。これらのデータの利活用について十分な知識や実践例の体系化を進めていくことが求められている。

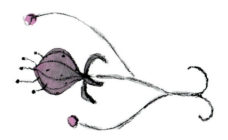

引用文献
1) 総務省：平成29年度情報通信白書、データ流通・利活用における課題、p.66〜85、2018

第2部

医療機関における患者評価の根拠となる記録の考え方と体制整備

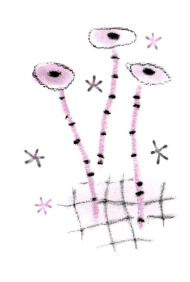

1 なぜ記録を作成するか

1 患者の自己決定権と専門職として求められる記録の重要性

1 患者の権利宣言（リスボン宣言）における"情報に対する権利"

　1981（昭和56）年、ポルトガルのリスボンで開催された世界医師会（World Medical Association：WMA）第34回総会で、患者の権利宣言が採択された。その後、2度の修正があり最終修正は2005（平成17）年10月チリ、サンティアゴにおける171回世界医師会理事会で編集上の修正が加えられ、公表されている。

　リスボン宣言の序文には、「医師、患者及び広い意味での社会との関係は、近年著しく変化してきた。医師は、常に自らの良心に従い、また常に患者の最善の利益のために行動すべきであると同時に、それと同等の努力を患者の自律性と正義を保証するために払わねばならない。以下に掲げる宣言は、医師が是認し推進する患者の主要な権利のいくつかを述べたものである。医師および医療従事者、または医療組織は、この権利を認識し、擁護していくうえで共同の責任を担っている。法律、政府の措置、あるいは他のいかなる行政や慣例であろうとも、患者の権利を否定する場合には、医師はこの権利を保障ないし回復させる適切な手段を講じるべきである」と述べられ、医師のみならず医療従事者が守るべき患者の権利として11項目の原則を示している（表2-1）。

　その原則1は「良質の医療を受ける権利」、原則2は「選択の自由の権利」、原則3は「自己決定の権利」で、この3項目が基本となる項目といえる。そして、原則7が「情報に対する権利」である。その具体的な内容は、以下のとおりである。

　「a．患者は、いかなる医療情報の記録であろうと、そこに記載されている自己の情報を受ける権利を有し、また症状について医学的事実を含む健康状態に関して十分な説明を受ける権利を有する」として、記録された情報を受け取る権利を有していると述べている。ただし、続いて、「しかしながら患者の記録に含まれる第三者についての機密情報は、その者の同意なくしては患者に与えてはならない」としている。したがって、患者の診療録や看護記録に書かれた第三者に関する情報については、書か

表2-1　医療従事者が守るべき患者の権利（リスボン宣言）

原則　1．良質の医療を受ける権利	原則　7．情報に対する権利
原則　2．選択の自由の権利	原則　8．守秘義務に対する権利
原則　3．自己決定の権利	原則　9．健康教育を受ける権利
原則　4．意識のない患者	原則10．尊厳に対する権利
原則　5．法的無能力の患者	原則11．宗教的支援に対する権利
原則　6．患者の意思に反する処置	

れた第三者の了解を得なければ、患者に示すことができないということになる患者の記録を書く場合や患者に情報開示を行う場合には十分な注意を払うべきこととして示されている。

また、「b．例外的に、情報が患者の生命あるいは健康に著しい危険をもたらす恐れがあると信ずるべき十分な理由がある場合は、その情報を患者に対して与えなくともよい」「c．情報は、その患者の文化に適正な方法で、かつ患者が理解できる方法で与えられなければならない」「d．患者は、他人の生命の保護に必要とされていない場合に限り、その明確な要求に基づき情報を知らされない権利を有する」「e．患者は必要があれば自身に代わって情報を受ける人を選択する権利を有する」と書かれている。患者の権利宣言には患者に医療や看護を提供する医療者の基本的な姿勢として重要であると同時に診療録や看護記録を書く場合に注意すべき基本的な事柄が述べられている。

2 インフォームド・コンセントの理念に基づく医療の提供と記録の重要性

1999（平成11）年は、日本の医療体制や医療提供の姿勢を大きく見直さなければならなくなった年である。この年は重大な医療事故が続けて発生し、いずれの事故においても、事故当事者である看護師等が刑事訴追された。しかも直接の事故当事者でない医師や病院管理の責任者も刑事訴追される事態となり、それまで医療機関が行っていた医療事故の処理の方法では人々の理解が得られなくなるなど、社会の医療に対する目が厳しくなった年でもある。

また、1999（平成11）年7月には、医療審議会で『医療提供体制の改革について（中間報告）』において、「今後は、インフォームド・コンセントの理念に基づく医療を一層推進するために、医療提供者が、患者への説明の一環として、診療録等の診療情報の患者への提供を積極的に行っていくとともに、患者が診療記録の開示を求めた場合には、原則として診療記録そのものを示していくことが必要である」という意見が取りまとめられ、診療録の開示を推進する動きが大きくなった。

これに先立って、1993（平成5）年に厚生省（当時）が設置した『インフォームド・コンセントの在り方に関する検討会（座長　柳田邦男氏）』が、『副題〜元気の出るインフォームド・コンセントを目指して〜』とした報告書を1995（平成7）年に公表しており、この理念を受けて、情報開示を進める動きは始まっている。そのなかで看護記録を含めた診療記録を整備する必要性が示された。

1999（平成11）年に日本看護協会の常任理事となった筆者は、医療事故に対処するために、リスクマネジメント委員会の担当理事として医療安全に関するガイドライン『看護管理者のためのリスクマネジメントガイドライン』を作成して会員施設に配布した。続いて、『看護記録の開示に関するガイドライン』を作成して、同様に会員施設に配布した。

その配布を急いだ理由は、すでに述べたように、医療事故の当事者となる看護職が刑事訴追を受ける事態が生じており、その場合、看護記録は重要な証拠書類となるこ

とから、適切な記録が書かれている必要があると考えたからである。また、患者や家族が医師から受けた治療についての説明や診療記録の開示を求めており、国も診療内容について患者の理解を受けて行うことやその内容について書かれた診療録の開示を考えており、インフォームド・コンセントの理念に基づく医療提供体制を構築するとの方針で、これに備えた看護記録の整備も必要だった。

2 専門職業人としての看護師の業務と記録

1 看護記録の記載の根拠

「看護記録の開示に関するガイドライン」を作成するにあたって、まず、最初に考えたことは、"看護記録を記載しなければならない根拠"がどこにあるかということである。医師のなかには、看護師の記録が詳細にわたっており、刑事裁判でも有力な証拠になるような事態を生じていることから、"看護記録は診療録ではない"と公言する者もあった。そのため、記録の根拠を明確に示す必要があった。

看護記録の記載の根拠はさまざまある。まず第1にあげられる根拠は、専門職能団体である日本看護協会が示している『看護業務基準』[3]である。この『看護業務基準』は、日本看護協会が看護職の専門職能団体として、これに所属する看護職が行う看護業務の内容・方法およびその水準を示したものである。現在では2016年版が公にされているが、初版は1995（平成7）年の日本看護協会業務委員会（委員長井部俊子氏）が作成している。この基準の「1-3. 看護実践の方法」のなかに「1-3-5. 看護実践の一連の過程を記録する」と看護実践の記録について明示されている。

具体的には、「看護実践の一連の過程の記録は、看護職の思考と行為を示すものである。2016（平成28）年度の改定では地域包括ケアを推進するものであったが、2018（平成30）年度の改定はそれを推進するとともに医療機能分化を推進するものとなっている」と書かれている。

日本看護協会は看護職の専門職能団体として、1995年に『看護業務基準』を作成し、自ら行う看護業務の内容や水準を定めたのである。そのなかで、専門職として自らの活動の内容と結果を記述することを業務としてあげている。看護職がその記録を残すことは、その専門性を明確に示すことであり、この業務基準に基づいて、自らが義務として行っていることを、最大の根拠としてとらえておく必要がある。看護業務基準に基づいた記録の開示に関するガイドラインは、現在は2018年5月に『看護記録に関する指針』の名称で、日本看護協会のガイドラインとして公表されている。

2 診療記録に含まれる看護記録

2002（平成14）年、日本医師会は、『日本医師会雑誌（第128巻、第10号、平成14年11月15日発行）』の付録として『診療情報の提供に関する指針』を掲載している。そ

のなかで「診療記録等」という用語が定義された。それによると、「診療記録等」とは「診療録、手術記録、麻酔記録、各種検査記録、検査成績表、エックス線写真、助産録、看護記録、その他、診療の過程で患者の身体状況、病状等について作成、記録された書面、画像等の一切（アンダーラインは筆者）」とし、診療記録の1つとして看護記録を含めている。

　また、2003（平成15）年6月10日に、厚生労働省に設置された『診療に関する情報提供の在り方に関する検討会（座長　大道久氏）』の報告書が公開されたが、そのなかでも「診療記録」という用語が定義されている。「診療記録」とは「診療録、処方せん、手術記録、看護記録、検査所見記録、X線写真、紹介状、退院した患者に入院中の診療経過の要約その他の診療の経過で患者の身体状況、病状、治療等について作成、記録、保存された書類、画像等の記録をいう（アンダーラインは筆者、医師会の指針にかかれていない項目）」とされた。分類がやや違っているが、ほとんど同じ内容でいずれにも看護記録が診療記録等に含まれると記述され、いずれのガイドラインでも、看護記録は診療記録の一部となっている。

3 看護職の記録を義務づけている法律と制度

1 保健師助産師看護師法（保助看法）で義務づけられている助産師の記録

　看護職のなかで、法律で記録が義務づけられているのは助産師である。

　保助看法では、「第39条-2　分べんの介助又は死胎の検案をした助産師は、出生証明書、死産証書又は死胎検案書の交付の求めがあつた場合は、正当な事由がなければ、これを拒んではならない」とされている。

　さらに、「第40条　助産師は、自ら分べんの介助又は死胎の検案をしないで、出生証明書、死産証書又は死胎検案書を交付してはならない」「第42条　助産師が分べんの介助をしたときは、助産に関する事項を遅滞なく助産録に記載しなければならない」「第42条-2　前項の助産録であって病院、診療所又は助産所に勤務する助産師が行った助産に関するものは、その病院、診療所又は助産所の管理者において、その他の助産に関するものは、その助産師において、5年間これを保存しなければならない」また、「第42条-3　助産録の記載事項に関しては、厚生労働省令でこれを定める」としている。

2 診療報酬請求の根拠としての看護記録

　看護師が診療にかかわる記録を残すことは、医療法と社会保険制度における診療報酬の根拠としても求められている。診療報酬の改定は2年ごとに行われており、2014（平成26）年度の改定は、わが国がこれから迎える超高齢社会に向けて、医療と介護の一体改革の一環として、医療提供体制の在り方を大きく変える第1歩となる改定で

あった。2016（平成28）年度の改定では地域包括ケアを推進するものであったが、2018（平成30）年度の改定はそれを推進するとともに医療機能分化を推進するものとなっている。

診療報酬改定は、結果（アウトカム）を重視する方向に向かっており、その結果を示す情報としての記録の記載が重要視されている。DPC（Diagnosis Procedure Combination：診断群分類）の導入病院以外でもデータ提出加算が設けられ、診療データの提出が加算の要件として設定されている。

診療報酬改定は、『基本診療料の施設基準等及びその届出に関する手続きの取扱いについて』の通知によって示されている。そのなかで看護職者が書かなければならない記録がある。とくに重要なものの１つが、「入院診療計画書」である。

《入院診療計画書の作成》

入院基本料を算定する病院に求められる、「基本診療料の施設基準」の通知に示されている。とくに診療報酬制度に則って行われる医療提供が適切に行われているか、

表２-２　入院基本料等の施設基準等

別紙２

入 院 診 療 計 画 書

（患者氏名）　　　　殿

平成　年　月　日

病棟（病室）	
主治医以外の担当者名	
在宅復帰支援担当者名　＊	
病名 （他に考え得る病名）	
症状	
治療計画	
検査内容及び日程	
手術内容及び日程	
推定される入院期間	
特別な栄養管理の必要性	有　・　無　　（どちらかに○）
その他 ・看護計画 ・リハビリテーション等の計画	
在宅復帰支援計画　＊	
総合的な機能評価　◇	

注１）　病名等は、現時点で考えられるものであり、今後検査等を進めていくにしたがって変わり得るものである。
注２）　入院期間については、現時点で予想されるものである。
注３）　＊印は、地域包括ケア病棟入院料（入院医療管理料）を算定する患者にあっては必ず記入すること。
注４）　◇印は、総合的な機能評価を行った患者について、評価結果を記載すること。
注５）　特別な栄養管理の必要性については、電子カルテ等、様式の変更が直ちにできない場合、その他欄に記載してもよい。

（主治医氏名）　　　　印

（本人・家族）

図２-１　入院診療計画書（別紙２）

第１　入院基本料（特別入院基本料、月平均夜勤時間超過減算、夜勤時間特別入院基本料及び重症患者割合特別入院基本料（以下「特別入院基本料等」という。）及び特定入院基本料を含む。）及び特定入院料に係る入院診療計画、院内感染防止対策、医療安全管理体制、褥瘡対策及び栄養管理体制の基準

入院診療計画、院内感染防止対策、医療安全管理体制、褥瘡対策及び栄養管理体制の基準は、「基本診療料の施設基準等」の他、次のとおりとする。

１　入院診療計画の基準

（１）当該保険医療機関において、入院診療計画が策定され、説明が行われていること。
（２）入院の際に、医師、看護師、その他必要に応じ関係職種が共同して総合的な診療計画を策定し、患者に対し、別添６の別紙２（図２-１）又は別紙２の３を参考として、文書により病名、症状、治療計画、検査内容及び日程、手術内容及び日程、推定される入院期間等について、入院後７日以内に説明を行うこと。ただし、高齢者医療確保法の規定による療養の給付を提供する場合の療養病棟における入院診療計画については、別添６の別紙２の２（図２-２）を参考にすること。なお、当該様式にかかわらず、入院中から退院後の生活がイメージできるような内容であり、年月日、経過、達成目標、日ごとの治療、処置、検査、活動・安静度、リハビリ、食事、清潔、排泄、特別な栄養管理の必要性の有無、教育・指導（栄養・服薬）・説明、退院後の治療計画、退院後の療養上の留意点が電子カルテなどに組み込まれ、これらを活用し、患者に対し、文書により説明が行われている場合には、各保険医療機関が使用している様式で差し支えない。
（３）入院時に治療上の必要性から患者に対し、病名

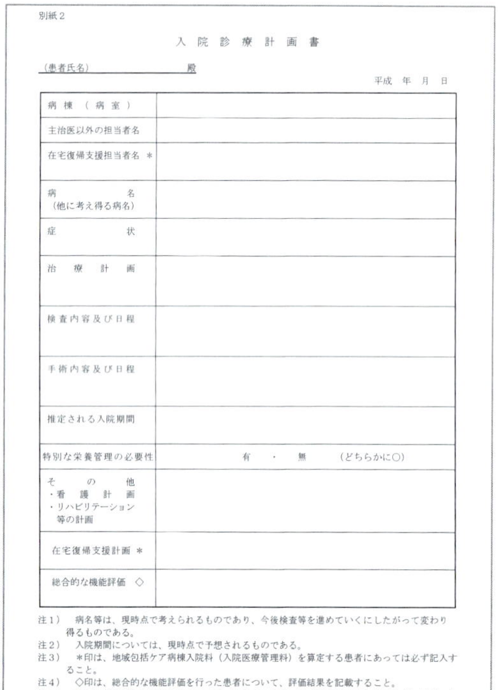

また、その効果が意図された結果になっているかについて、データを集めて評価し、次の改定につなげるために、その根拠としてのデータ提出を重要な改革点として、多くの医療機関に求めている。

入院基本料を診療報酬で得るために必要な施設の基準が定められており、基本的にいずれの基準でも求められている施設の要件を示す書類として、次のような記述で書式が示され、この提出が要件の１つとなっている。通知で示されている書式は**表２-２**で示すとおりである。

《入院基本料に係る看護記録》

入院基本料に係る看護記録については、入院基本料の施設基準別紙６として**表２-３**(p.26)のとおり要件が定められている。下線の部分は、2014(平成26)年度の改定の際に加えられたものである。2014(平成26)年度改定では、医療機能の区分を明確にして、適切な医療提供体制を確保するために大きな改革を行ったこと、今後の医療体制の確保のために行った改革の結果、適切な提供体制が確保されているかの等、結

について情報提供し難い場合にあっては、可能な範囲において情報提供を行い、その旨を診療録に記載すること。

(４)医師の病名等の説明に対して理解できないと認められる患者(例えば小児、意識障害患者)については、その家族等に対して行ってもよい。

(５)説明に用いた文書は、患者(説明に対して理解できないと認められる患者についてはその家族等)に交付するとともに、その写しを診療録に貼付するものとする。

(６)入院期間が通算される再入院の場合であっても、患者の病態により当初作成した入院診療計画書に変更等が必要な場合には、新たな入院診療計画書を作成し、説明を行う必要がある。

２　院内感染防止対策の基準

(１)当該保険医療機関において、院内感染防止対策が行われていること。

(２)当該保険医療機関において、院内感染防止対策委員会が設置され、当該委員会が月１回程度、定期的に開催されていること。

(３)院内感染防止対策委員会は、病院長又は診療所長、看護部長、薬剤部門の責任者、検査部門の責任者、事務部門の責任者、感染症対策に関し相当の経験を有する医師等の職員から構成されていること(診療所においては各部門の責任者を兼務した者で差し支えない。)。

(４)当該保険医療機関内において(病院である保険医療機関においては、当該病院にある検査部において)、各病棟(有床診療所においては、当該有床診療所の有する全ての病床。以下この項において同じ。)の微生物学的検査に係る状況等を記した「感染情報レポート」が週１回程度作成されており、当該レポートが院内感染防止対策委員

別紙２の２

入　院　診　療　計　画　書

(患者氏名)　　　　　　　　殿

平成　　年　　月　　日

主治医以外の担当者名	
病名 (他に考え得る病名)	
症状 治療により改善すべき点等	
全身状態の評価 (ADLの評価を含む)	
治療計画 (定期的検査、日常生活機能の保持・回復、入院治療の目標等を含む)	
リハビリテーションの計画 (目標を含む)	
栄養摂取に関する計画	(特別な栄養管理の必要性：　有　・　無　)
感染症、皮膚潰瘍等の皮膚疾患に関する対策 (予防対策を含む)	
その他 ・看護計画 ・退院に向けた支援計画 ・入院期間の見込み等	

注)　上記内容は、現時点で考えられるものであり、今後、状態の変化等に応じて変わり得るものである。

(主治医氏名)　　　　　　　　印

(本人・家族)

図２-２　入院診療計画書(別紙２の２)

表2-2　入院基本料等の施設基準等（つづき）

様式5

入院診療計画、院内感染防止対策、医療安全管理体制、褥瘡対策及び栄養管理体制の基準に適合していることを確認するための入院基本料及び特定入院料届出に係る添付書類（例）

1　入院診療計画については、別添6の別紙2及び別紙2の2を参考として作成した例を添付すること。

2　院内感染防止対策に係る内容

①院内感染防止対策委員会の活動状況	
※院内感染防止対策委員会設置要綱、委員会議事録を添付すること	
開催回数	回／月
委員会の構成 メンバー	
②水道・消毒液の設置状況	
病室数	室
水道の設置病室数（再掲）	室
消毒液の設置病室数（再掲）	室
消毒液の種類「成分名」	・ 室
※成分ごとに記載のこと	・ 室
③感染情報レポートの作成・活用状況	
作成回数	回／週
活用状況	

3　医療安全管理体制に係る内容

①安全管理のための指針の整備状況	※安全管理のための指針等を添付すること
指針の主な内容	
②安全管理の体制確保を目的とした医療事故等の院内報告制度の整備状況	
③安全管理の体制確保のための委員会の開催状況	
※安全管理の体制確保のための委員会設置要綱、委員会議事録を添付すること	
開催回数	回／月
委員会の構成 メンバー	
④安全管理の体制確保のための職員研修の開催状況	年　　　回
研修の主な内容等	

4　褥瘡対策に係る内容

（1）褥瘡対策チームの活動状況		
従事者	専任の医師名	
	専任の看護職員名	
活動状況 （施設内での指導状況等） ※褥瘡に関する診療計画の 実施例を添付		
（2）褥瘡対策の実施状況（届出前の1ヶ月の実績・状況）		
①　褥瘡に関する危険因子の評価を実施した患者数		人
②　①のうち、褥瘡に関する危険因子を有す、或いは 既に褥瘡を有していた患者数		人
③　褥瘡に関する診療計画を作成した患者数		人
④　体圧分散マットレス等に関する体制の整備 状況		

※別添6の別紙3を参考として作成した「褥瘡対策に関する診療計画書」の実施例を添付すること。

5　栄養管理体制に係る内容（病院に限る）

栄養管理を担当する常勤の管理栄養士		
氏　名	勤務時間	備　考

栄養管理を担当する常勤の管理栄養士が配置されていない場合		
非常勤の管理栄養士の有無 （どちらかに○）	有	無
常勤の栄養士の有無 （どちらかに○）	有	無

図2-3　入院診療計画、院内感染防止対策、医療安全管理体制、褥瘡対策及び栄養管理体制の基準に適合していることを確認するための入院基本料及び特定入院料届出に係る添付書類（例）

会において十分に活用される体制がとられていること。当該レポートは、入院中の患者からの各種細菌の検出状況や薬剤感受性成績のパターン等が病院又は有床診療所の疫学情報として把握、活用されることを目的として作成されるものであり、各病棟からの拭き取り等による各種細菌の検出状況を記すものではない。

（5）院内感染防止対策として、職員等に対し流水による手洗いの励行を徹底させるとともに、各病室に水道又は速乾式手洗い液等の消毒液が設置されていること。ただし、精神病棟、小児病棟等においては、患者の特性から病室に前項の消毒液を設置することが適切でないと判断される場合に限り、携帯用の速乾式消毒液等を用いても差し支えないものとする。

3　医療安全管理体制の基準

（1）当該保険医療機関において、医療安全管理体制が整備されていること。

（2）安全管理のための指針が整備されていること。安全管理に関する基本的な考え方、医療事故発生時の対応方法等が文書化されていること。

（3）安全管理のための医療事故等の院内報告制度が整備されていること。院内で発生した医療事故、インシデント等が報告され、その分析を通した改善策が実施される体制が整備されていること。

（4）安全管理のための委員会が開催されていること。安全管理の責任者等で構成される委員会が月1回程度開催されていること。

（5）安全管理の体制確保のための職員研修が開催されていること。安全管理のための基本的考え方及び具体的方策について職員に周知徹底を図ることを目的とするものであり、研修計画に基づき、年2回程度実施されることが必要である。

4　褥瘡対策の基準

（1）当該保険医療機関において、褥瘡対策が行われていること。

（2）当該保険医療機関において、褥瘡対策に係る専任の医師及び褥瘡看護に関する臨床経験を有する専任の看護職員から構成される褥瘡対策チームが設置されていること。

（3）当該保険医療機関における日常生活の自立度が低い入院患者につき、別添6の別紙3（図2-4）を参考として褥瘡に関する危険因子の評価を行い、褥瘡に関する危険因子のある患者及び既に褥瘡を有する患者については、（2）に掲げる専任の医師及び専任の看護職員が適切な褥瘡対策の診療計画の作成、実施及び評価を行うこと。ただし、当該医師及び当該看護職員が作成した診療計画に基づくものであれば、褥瘡対策の実施は、当該医師又は当該看護職員以外であっても差し支えない。また、様式については褥瘡に関する危険因子評価票と診療計画書が別添6の別紙3のように1つの様式ではなく、それぞれ独立した様式となっていても構わない。

（4）褥瘡対策チームの構成メンバー等による褥瘡対策に係る委員会が定期的に開催されていることが望ましい。

（5）患者の状態に応じて、褥瘡対策に必要な体圧分

散式マットレス等を適切に選択し使用する体制が整えられていること。

(6) 毎年7月において、褥瘡患者数等について、別添7の様式5の4により届け出ること。

5　栄養管理体制の基準

(1) 当該病院である保険医療機関（特別入院基本料等を算定する病棟のみを有するものを除く。）内に、常勤の管理栄養士が1名以上配置されていること。

(2) 管理栄養士をはじめとして、医師、看護師、その他医療従事者が共同して栄養管理を行う体制を整備し、あらかじめ栄養管理手順（栄養スクリーニングを含む栄養状態の評価、栄養管理計画、定期的な評価等）を作成すること。

(3) 入院時に患者の栄養状態を医師、看護職員、管理栄養士が共同して確認し、特別な栄養管理の必要性の有無について入院診療計画書に記載していること。

(4) (3) において、特別な栄養管理が必要と医学的に判断される患者について、栄養状態の評価を行い、医師、管理栄養士、看護師その他の医療従事者が共同して、当該患者ごとの栄養状態、摂食機能及び食形態を考慮した栄養管理計画（別添6の別紙23又はこれに準じた様式とする。図2-5）を作成していること。なお、救急患者や休日に入院した患者など、入院日に策定できない場合の栄養管理計画は、入院後7日以内に策定することとする。

(5) 栄養管理計画には、栄養補給に関する事項（栄養補給量、補給方法、特別食の有無等）、栄養食事相談に関する事項（入院時栄養食事指導、退院時の指導の計画等）、その他栄養管理上の課題に関する事項、栄養状態の評価の間隔等を記載すること。また、当該計画書又はその写しを診療録に貼付すること。

(6) 当該患者について、栄養管理計画に基づいた栄養管理を行うとともに、栄養状態を定期的に記録していること。

(7) 当該患者の栄養状態を定期的に評価し、必要に応じて栄養管理計画を見直していること。

(8) 特別入院基本料等及び短期滞在手術等基本料1を算定する場合は、(1) から (7) までの体制を満たしていることが望ましい。

(9) (1) に規定する管理栄養士は、1か月以内の欠勤については、欠勤期間中も (1) に規定する管理栄養士に算入することができる。なお、管理栄養士が欠勤している間も栄養管理のための適切な体制を確保していること。

(10) 当該保険医療機関（診療所を除く。）において、管理栄養士の離職又は長期欠勤のため、(1) に係る基準が満たせなくなった場合、地方厚生（支）局長に届け出た場合に限り、当該届出を行った日の属する月を含む3か月間に限り、従前の入院基本料等を算定できる。

6　医科点数表第1章第2部通則第8号及び歯科点数表第1章第2部入院料等通則第7号に規定する基準

当該保険医療機関内に、非常勤の管理栄養士又は常勤の栄養士が1名以上配置されていること。

別紙3

褥瘡対策に関する診療計画書

氏名＿＿＿＿＿＿殿　男　女　　病棟＿＿＿＿　計画作成日＿＿＿＿
明・大・昭・平　年　月　日生　（　歳）　記入医師名＿＿＿＿
記入看護師名＿＿＿＿

褥瘡の有無　1. 現在　なし　あり（仙骨部、坐骨部、尾骨部、腸骨部、大転子部、踵部、その他（　））　褥瘡発生日＿＿＿＿
2. 過去　なし　あり（仙骨部、坐骨部、尾骨部、腸骨部、大転子部、踵部、その他（　））

<日常生活自立度の低い入院患者>

	日常生活自立度　J(1, 2)　A(1, 2)　B(1, 2)　C(1, 2)			対処
危険因子の評価	・基本的動作能力　（ベッド上　自力体位変換）	できる	できない	「あり」もしくは「できない」が1つ以上の場合、看護計画を立案し実施する
	（イス上　坐位姿勢の保持、除圧）	できる	できない	
	・病的骨突出	なし	あり	
	・関節拘縮	なし	あり	
	・栄養状態低下	なし	あり	
	・皮膚湿潤（多汗、尿失禁、便失禁）	なし	あり	
	・浮腫（局所以外の部位）	なし	あり	

<褥瘡に関する危険因子のある患者及びすでに褥瘡を有する患者>

褥瘡の状態の評価（DESIGN-R）	深さ	(0)なし	(1)持続する発赤	(2)真皮までの損傷	(3)皮下組織までの損傷	(4)皮下組織をこえる損傷	(5)関節腔、体腔に至る損傷	(U)深さ判定が不能の場合	
	滲出液	(0)なし	(1)少量：毎日の交換を要しない		(3)中等量：1日1回の交換		(6)多量：1日2回以上の交換		合計点
	大きさ（cm²）長径×長径に直行する最大径	(0)皮膚損傷なし	(3)4未満	(6)4以上16未満	(8)16以上36未満	(9)36以上64未満	(12)64以上100未満	(15)100以上	
	炎症・感染	(0)局所の炎症徴候なし	(1)局所の炎症徴候あり（創周辺の発赤、腫脹、熱感、疼痛）		(3)局所の明らかな感染徴候あり（炎症徴候、膿、悪臭）		(9)全身的影響あり（発熱など）		
	肉芽形成　良性肉芽が占める割合	(0)創閉鎖又は創が浅い為評価不可能	(1)創面の90%以上を占める	(3)創面の50%以上90%未満を占める	(4)創面の10%以上50%未満を占める	(5)創面の10%未満を占める	(6)全く形成されていない		
	壊死組織	(0)なし	(3)柔らかい壊死組織あり		(6)硬く厚い密着した壊死組織あり				
	ポケット（cm²）（ポケットの長径×長径に直行する最大径）－潰瘍面積	(0)なし	(6)4未満	(9)4以上16未満		(12)16以上36未満		(24)36以上	

	留意する項目		計画の内容
看護計画	圧迫、ズレ力の排除（体位変換、体圧分散寝具、頭部挙上方法、車椅子姿勢保持等）	ベッド上	
		イス上	
	スキンケア		
	栄養状態改善		
	リハビリテーション		

［記載上の注意］
1　日常生活自立度の判定に当たっては「「障害老人の日常生活自立度（寝たきり度）判定基準」の活用について」（平成3年11月18日　厚生省大臣官房老人保健福祉部長通知　老健第102-2号）を参照のこと。
2　日常生活自立度がJ1～A2である患者については、当該評価票の作成を要しないものであること。

図2-4　褥瘡対策に関する診療計画書

別紙23

栄養管理計画書

計画作成日＿＿＿＿

ﾌﾘｶﾞﾅ
氏名＿＿＿＿殿（男・女）　病棟＿＿＿＿
明・大・昭・平　年　月　日生（　歳）　担当医師名＿＿＿＿
入院日；＿＿＿＿　担当管理栄養士名＿＿＿＿

入院時栄養状態に関するリスク

栄養状態の評価と課題

栄養管理計画

目標	
栄養補給に関する事項	
栄養補給量 ・ｴﾈﾙｷﾞｰ　kcal　・たんぱく質　g ・水分　・ ・　・	栄養補給方法　□経口　□経腸栄養　□静脈栄養 食事内容 留意事項
栄養食事相談に関する事項 入院時栄養食事指導の必要性　□なし□あり（内容　実施予定日：　月　日 栄養食事相談の必要性　□なし□あり（内容　実施予定日：　月　日 退院時の指導の必要性　□なし□あり（内容　実施予定日：　月　日 備考	
その他栄養管理上解決すべき課題に関する事項	
栄養状態の再評価の時期　実施予定日：　月　日	
退院時及び終了時の総合的評価	

図2-5　栄養管理計画書

果（アウトカム）についての情報を収集する必要があることから、データ提出加算の対象病床も拡大している。

また、看護必要度の項目の改定が行われ、評価基準も厳しくなっており、患者への医療提供が適切に行われているかの評価を行う視点から、記録に基づき評価するとされている。その根拠となる記録を適切に行うことがとくに強く求められることから、通知に掲載されたものである。保険診療を行う入院病床を有する医療機関では、**表2-3**で定められている看護記録を整えておくことが必須となっている。

そのほか、「病院の入院基本料等に関する施設基準」の項では、①病棟の概念、②1病棟当たりの病床数に係る取扱い、③平均在院日数について、④入院患者の数及び看護要員の数等、に関して具体的に述べている。これらの項目についても、医療機関での医療提供を考えるうえで基本となる事項であり、改めて確認しておく必要がある。

3 アウトカム評価としてのデータ提出の必要性

また、ADL維持向上等体制加算の施設基準として、急性期一般入院基本料などを算定する病院には、「アウトカム指標として、**表2-4**の評価票に基づく評価結果が基準をすべて満たしていること」が求められている。今後の診療報酬においては、とくに、各医療機関が担う医療機能に応じた役割を、適切に果しているかについての評価を求められることになることを看護職も認識して、役割を果たす責務がある。

4 患者・家族に対する病状説明資料として

1 患者の権利とインフォームド・コンセントの理念に基づいた情報提供について

先にも紹介したが、1995（平成7）年7月22日に出された、インフォームド・コン

表2-3　入院基本料に係る看護記録

入院基本料の届出を行った病棟においては、看護体制の1単位ごとに次に掲げる記録がなされている必要がある。ただし、その様式、名称等は各保険医療機関が適当とする方法で差し支えない。

1　患者の個人記録
（1）経過記録
　　個々の患者について観察した事項及び実施した看護の内容等を看護要員が記録するもの。ただし、病状安定期においては診療録の温度表等に状態の記載欄を設け、その要点を記録する程度でもよい。
（2）看護計画に関する記録
　　個々の患者について、計画的に適切な看護を行うため、看護の目標、具体的な看護の方法及び評価等を記録するもの。なお、重症度、医療・看護必要度に係る評価を行う入院料を算定する病棟の患者については、モニタリング及び処置等、患者の状況等及び手術等の医学的状況の項目の評価に関する根拠等について、（1）、（2）またはその他診療録等のいずれかに記録すること。

2　看護業務の計画に関する記録
（1）看護業務の管理に関する記録
　　患者の移動、特別な問題を持つ患者の状態及び特に行われた診療等に関する概要、看護要員の勤務状況並びに勤務交代に際して申し送る必要のある事項等を各勤務帯ごとに記録するもの。
（2）看護業務の計画に関する記録
　　看護要員の勤務計画及び業務分担並びに看護師、准看護師の受け持ち患者割当等について看護チームごとに掲げておくもの。看護職員を適正に配置するための患者の状態に関する評価の記録。

表2-4　ADLの変化の届け出

（5）アウトカム評価として、以下の基準を全て満たすこと。患者のADLは、基本的日常生活活動動度（Barthel Index）（以下「BI」という。）を用いて評価することとする。

ア　直近1年間に、当該病棟を退院又は転棟した患者（死亡退院を除く。）のうち、退院又は転棟時におけるADL（「診療報酬の算定方法の一部改正に伴う実施上の留意事項について」（平成30年3月5日保医発0305）の別添1の2の別紙様式7の2（図2-6）の合計得点をいう。以下（5）において同じ。）が入院時と比較して低下した患者の割合が3％未満であること。なお、入院日から起算して4日以内に外科手術を行い、当該外科手術の日から起算して3日目のADLが入院時より30以上低下した場合は、退院又は転棟時におけるADLは、入院時のADLとではなく、当該外科手術の日から起算して3日目のADLと比較するものとする。

　　なお、新規に届出をする場合は、直近3月間の実績が施設基準を満たす場合、届出することができる。なお、施設基準を満たさなくなったため所定点数を加算できなくなった後、再度届出を行う場合については新規に届出をする場合には該当しない。

イ　当該病棟の入院患者のうち、院内で発生した褥瘡（DESIGN-R分類d2以上とする。）を保有している入院患者の割合が2.5％未満であること。なお、その割合は、次の（イ）に掲げる数を（ロ）に掲げる数で除して算出する。ただし、届出時の直近月の初日（以下この項において「調査日」という）における当該病棟の入院患者数が80人以下の場合は、本文の規定にかかわらず、当該病棟の入院患者のうち、院内で発生した褥瘡を保有している入院患者が2人以下であること。

　　（イ）調査日に褥瘡を保有する患者数のうち、入院時既に褥瘡保有が記録された患者を除いた患者数

　　（ロ）調査日の患者数（調査日の入院又は入院患者は含めず、退院又は退院予定患者は含める）

なお、届出以降は、別添7の様式5の4（図2-3参照）に基づき、院内で発生したDESIGN-R分類d2以上の褥瘡を保有している入院患者の割合を調査すること。

別紙様式7の2

ADL維持向上等体制加算に係る評価書

バーセルインデックス（Barthel Index 機能的評価）

		点数	質問内容	得点
1	食事	10	自立、自助具などの装着可、標準的時間内に食べ終える	
		5	部分介助（たとえば、おかずを切って細かくしてもらう）	
		0	全介助	
2	車椅子からベッドへの移動	15	自立、ブレーキ、フットレストの操作も含む（非行自立も含む）	
		10	軽度の部分介助または監視を要する	
		5	座ることは可能であるがほぼ全介助	
		0	全介助または不可能	
3	整容	5	自立（洗面、整髪、歯磨き、ひげ剃り）	
		0	部分介助または不可能	
4	トイレ動作	10	自立（衣服の操作、後始末を含む、ポータブル便器などを使用している場合はその洗浄も含む）	
		5	部分介助、体を支える、衣服、後始末に介助を要する	
		0	全介助または不可能	
5	入浴	5	自立	
		0	部分介助または不可能	
6	歩行	15	45M以上の歩行、補装具（車椅子、歩行器は除く）の使用の有無は問わず	
		10	45M以上の介助歩行、歩行器の使用を含む	
		5	歩行不能の場合、車椅子にて45M以上の操作可能	
7	階段昇降	10	自立、手すりなどの使用の有無は問わない	
		5	介助または監視を要する	
		0	不能	
8	着替え	10	自立、靴、ファスナー、装具の着脱を含む	
		5	部分介助、標準的な時間内、半分以上は自分で行える	
		0	上記以外	
9	排便コントロール	10	失禁なし、浣腸、坐薬の取り扱いも可能	
		5	ときに失禁あり、浣腸、坐薬の取り扱いに介助を要する者も含む	
		0	上記以外	
10	排尿コントロール	10	失禁なし、収尿器の取り扱いも可能	
		5	ときに失禁あり、収尿器の取り扱いに介助を要する者も含む	
		0	上記以外	
			合計得点（　　／100点）	

※1　得点：0～15点　　※2　得点が高いほど、機能的評価が高い。

図2-6　ADL維持向上等体制加算に係る評価書

セントのあり方に関する検討会（座長・柳田邦夫氏）報告書、「元気の出るインフォームド・コンセントを目指して」では、「『医師が一方的に決める時代は終わった』『何のクスリをのまされているかわからないという時代は終わった』、そう言えるような新しい医療の在り方に向かって、今、日本の医療が大きな転機を迎えている。その転機を推進するキーワードとして、インフォームド・コンセントがある」と述べ、日本の医療におけるインフォームド・コンセントの基本的なあり方が示された。

　その基本理念として、「インフォームド・コンセントには、（1）医療従事者からの充分な説明と、（2）患者側の理解、納得、同意、選択という2つのフェーズがある」と述べられている。

　第1のフェーズでは、「医療従事者側からの患者の理解が得られるような懇切丁寧な説明があらゆる医療（検査、診断、治療、予防、ケア等）の提供において不可欠であること」、第2のフェーズでは、「患者本人の意思が最大限尊重されるのがねらいであって、患者に医療の内容等についての選択を迫ることが本来の意味ではない」と述べている。これによって、それまでの、医療者側の一方的な説明と患者に選択を迫るわが国のインフォームド・コンセントのあり方についての問題が提起された。

わが国にふさわしいインフォームド・コンセントのあり方について、「インフォームド・コンセントを成立させるためには、究極において、患者のクオリティ・オブ・ライフ（生活と人生の質）の確保・向上を目的として質の高い医療を達成しようという考え方が必要」とされた。

具体的なあり方としては、医療従事者の態度について述べるとともに、とくに考慮が必要な例として、がんやHIVの患者へのインフォームド・コンセントのあり方など、いくつかの具体例が示されている。しかし、これを医療提供の理念として、医療法に努力目標や努力規定として位置づけることについては、「更に幅広く関係者の意見を踏まえた上で一層の検討が行われることを期待している」と、引き続き検討が行われるように期待すると述べるに留まっている。

2 「看護記録および診療情報の取り扱いに関する指針」への取り組み

1997年の医療法の改定では、その理念に、「医師、歯科医師、薬剤師、看護婦その他の医療の担い手は、医療を提供するに当たり、適切な説明を行い医療を受けるものの理解を得るよう努めなければならない」として、インフォームド・コンセントを医療従事者の努力目標として明記した。

日本看護協会は、1998（平成10）年に「看護記録の開示に関する検討プロジェクト」を発足させ、この検討プロジェクトにおいて、看護記録の考え方を整理し記録開示に向けた提言が行われた。

1999（平成11）年2月の医療審議会は、当時の井部俊子氏（現・聖路加国際大学名誉教授）は、「記録の開示は患者の権利の保障として位置付けられるものである。現在、医療現場において患者の置かれている立場を考えれば法律に看護記録を含む診療録の開示を明記し、患者の自己決定権を保障する必要がある」と、看護記録開示の法制化を推進する日本看護協会の見解を表明した。

このガイドラインでは、診療情報提供の目的を「インフォームド・コンセントの理念に基づく医療を推進し、医療従事者と患者が共同で患者の健康問題に取組むことができるようにするために、①患者と医療従事者の信頼関係を築き、②患者が自分の健康問題や治療を理解しセルフコントロールができるようにすることである。診療記録の開示においてもこれらの目的が達成されるように柔軟に対応する必要がある」とした。

当時、作成した日本看護協会が示したガイドラインの特徴は、開示の対象に遺族を含めたことであった。これについては、開示の対象者のところで、「看護において家族のケアは重要であるために、患者の遺族への看護記録の開示が必要になることも考えられる。として、本人以外へ開示する場合はどのように対処するか、施設で規定しておく」とした。

このガイドラインには、診療情報の開示に向けて看護職が積極的に関与するために、診療情報開示の流れと、看護記録に関する諸規定、開示の具体的な方法や記録開示に向けて整備すべき事柄について述べている。とくに看護記録の要素と看護記録の整備

の必要性、具体的な記録の注意点が述べられた。

3　診療情報開示の実態調査

　日本看護協会では、このガイドラインを参考にして、看護職が各施設において記録を整備し、診療情報開示に積極的に参画することを願って、会員が２名以上所属する病院・施設等に配布した。2000（平成12）年度には、診療情報開示がどのように進んでいるかを確認するために、４年ごとに行っている看護職員実態調査に追加するかたちで、診療情報開示の実態について看護職への調査を行っている。

　これによると、診療情報開示のための規定があると回答した病院は当時は36.3％であった。この数についてはさまざまな評価があるが、日本看護協会は診療情報の開示は患者の権利の保証として重要だと考えており、そういう意味から考えると不十分な結果であった。

　調査の一部を紹介すると、セカンドオピニオンの要望に対応している病院は19.4％であり、個人的に相談があれば対応すると応えたものを含めると70％が何らかの対応をしている。患者が診療情報や診療内容についての理解を深められるよう、積極的に支援しようとする病院が増加していることを表している。看護記録に関しては、記録の基準を設けている病院は78.7％であり、45.7％は、記録に関する教育・研修を行っている。記録監査チームを設置しているところは、14.7％で、今後さらに診療情報開示に備えた看護記録の整備と、開示に向けて積極的に役割を果たすことが求められる。

　2003（平成15）年６月10日に開催された厚生労働省の「診療に関する情報提供等の在り方に関する検討会」の報告書によると「平成14年に、東京都病院協会が会員病院等に対して行った「診療録管理に関する調査」によると、診療録の開示が患者満足度向上に寄与すると思う（「どちらかといえば」を含める）と回答した病院は90.6％（平成10年は76.3％）、診療録の開示が医療の質向上に寄与すると思う（「どちらかといえば」を含める）と回答した病院は82.3％（1998年は70.7％）であり、今後も診療録の開示を積極的に進めるべきであると考えると回答した病院は42.4％（1998年は33.3％）となっており、診療記録の開示について肯定的に考える病院は増加していた。

　また、診療記録の管理体制の整備、診療記録の開示に関する規程の整備など診療記録の開示を行う体制の構築が進んでおり、2002（平成14）年10月に社団法人日本看護協会が会員の勤務する病院に対して行った「病院における看護職員需給状況調査」によると、「患者の請求に基づく診療記録の開示」に関する規定（指針・手順）がある病院は49.2％（平成12年は36.4％）となっており、上記「診療録管理に関する調査」によると、診療録の開示についての明文化された院内規定を有している病院は48.8％（1998年は0.0％）と伸びがみられる。

　診療録開示の状況については、同じく「診療録管理に関する調査」によると、「病院として積極的に行っている」または「患者・家族からの求めがあった場合にのみ行っている」と回答した病院は90.5％（1998年は75.9％）となっており、2002（平成14）年２月に日本診療録管理学会が社団法人日本病院会会員病院に対して行った「診療情

の開示・提供に関するアンケート調査」によると、診療録管理体制加算の承認を受けている病院が48.6％（2001年は21.7％）となっているなど、この3年間で、診療記録の開示を含めた診療情報の提供は着実に進展してきた。個人情報保護条例を制定している都道府県は44自治体に上っており、それらの自治体では、すでに同条例の適用を受ける医療機関において、本人に関する診療記録は原則的には開示が行われている。

　一方で、「しかしながら、診療情報の提供に向けての国及び医療関係者の取組は不十分であり、診療情報の提供に関する環境は未だ整っておらず、すべての医療機関において診療記録の開示が実現されているわけではないなど、医療機関によって診療情報の提供に関する対応にばらつきがある。また、医療従事者の説明不足や、患者の受動的な受診姿勢などに起因した、患者と医療従事者とのコミュニケーション不足が医療不信を招いている。さらに、診療記録の開示が行われていることについての情報が必ずしも十分に患者に伝わっていないという指摘もある」と述べられている。

　また、患者からの診療情報の開示要望については「平成11年の厚生労働省の『受療行動調査』によると、6割強の患者が『ぜひ知りたい』又は『病名・病状によっては知りたい』と答えており、その割合は若年の患者ほど高くなっている。また、患者がカルテの内容を知りたい理由は、『受けている治療の理解を深めたい』が約5割であり、患者の側も自ら医療に参加するという意識が高まっていると考えられる」と指摘している。2005（平成17）年の同調査ではカルテ開示に関する質問項目はなく、開示は当たり前のこととしてとらえられていることがうかがわれる。

　診療録の保存期間については、「『わが国の病院における診療録管理の現況調査』によれば、5割強の病院が10年を超えて診療録を保存しているが、保存期間を10年とした場合には、なお15％強の病院において相当な対応が必要となると回答している。これには、診療録の現物を保存している病院が全体の8割弱を占めていることが影響していると考えられる。

　1999（平成11）年に『診療録等の電子媒体による保存について』（平成11年4月22日健政発第517号）が発出され、診療録等を電子媒体に保存する場合に満たすべき基準及び留意事項が示されている。今後、診療録の電子媒体による保存が進み、診療記録の長期保存に関する保存スペースの問題が解消されることが期待される。

　医師法により義務づけられる診療録の保存期間については、現行の5年は短いという意見が多かったが、保存場所の問題から保存期間の延長には慎重な主張もあり、「診療録の電子媒体による保存の進展も踏まえ更に検討する必要がある」としている。

　医療事故報道が続き、医療を受けることへの不安が増加している現状では、診療録の開示を含めた医療の透明性の確保がより一層、重要になると考えられる。

4　都立病院における診療録等記載マニュアル

　東京都立病院におけるインフォームド・コンセントについて、2001（平成13）年2月に東京都衛生局病院事業部から公表されている『都立病院における診療録等記載マニュアル（都立病院診療録等記載検討委員会編）』では、次のように記されている。

インフォームド・コンセントとは、『説明と同意』、『十分に知らされた上での同意』などと訳されることが多い。この考え方は1950年代のアメリカで主として医療紛争を解決するための方法として発生したもので、1970年代に入ってからは、患者の基本的権利であると認識され、「患者の権利章典に関する米国病院協会宣言」(1972年)や、「患者の権利に関するリスボン宣言」(世界医師総会1981年)により、明文化されている。従前は、医師は患者に簡単な説明をして同意を得ており、それで足りるとされていたが、現在では、患者がその医療行為を理解できることを目標に十分に説明し、その上で同意を得ることが要求されている。すなわち、医師は、患者から本当に意味のある同意・承諾を得るために、病状や検査・治療法等について素人でも理解できるように十分に説明すること (Informed) が必要であり、一方、患者は、その説明を受けたうえで、自分が納得できる治療法を選択し、同意する (Consent) という考え方で、これがインフォームド・コンセントといわれるものである。そして、このような十分な説明を行わずに得た同意は無効とされる。したがって、この場合に治療などにより悪い結果が生じた場合には、患者側から民事訴訟などによって責任を追及されることがある。また、最近では、説明の際に、セカンド・オピニオン（第二の医師への相談）を勧めることも多くなってきている。なお、インフォームド・コンセントは、法的な面だけでなく、医療倫理の面や医療サービスの面からも重視されている。

そして、具体的には次の5つの基準を設けている。

①診断・検査の内容、治療目的・方法・種類を十分に説明し、納得と同意を得る。
②治療の成功の可能性とそれによって患者が受ける利益と不利益について十分に説明し、納得と同意を得る。
③上記の①、②について受け入れられない場合には、他の対応する治療の代案について十分に説明し、納得と同意を得る。
④上記の①、②が行われなかった場合に起こるリスク等についても、十分に説明し、納得と同意を得る。
⑤患者又は保護者に対し、前記①～④の説明をした時には、必ずその日時・説明内容・対象者（相手方氏名）を診療録に記載する。同意が得られた場合は「同意書」により確認を得ておき、同意が得られなかった場合は、その事実と理由を診療録に記載する。

また、記載例については、表2-5に示す。マニュアルが公表されているので、参考にして自らの施設にあった様式を検討することができる。

5 医療事故の検証材料として

医療事故が生じた場合、これまでの看護記録は、証拠能力が最も高いものとしてとらえられている。その理由は、時系列に、生じた出来事を、そのまま記録すること

表2-5 『都立病院における診療録等記載マニュアル』の記載例について

　下記①〜③の書類については実際の記載例を参考として次頁以降に示した。
①入院診療計画書（図2-7）
②退院療養計画書（図2-8）
③診療情報提供書（図2-9）
　また、患者・家族への説明に際しての「具体的説明内容」「ケースごとの説明方法」「説明時の留意点」「各場面での説明の留意点」等は、平成12年11月病院事業部管理課発行「医療事故予防マニュアルー患者さんへの説明ー」を参照されたい。
　前記マニュアルには、下記の「手術、麻酔、検査等の説明書・同意書の見本」、
①手術説明書（記入例1）・手術同意書
②手術説明書（記入例2）・手術同意書
③麻酔説明書・麻酔同意書
④輸血療法の説明書・輸血同意書
⑤気管支鏡検査説明書・気管支鏡検査同意書
⑥上部消化管内視鏡検査説明書・上部消化管内視鏡検査同意書
⑦大腸内視鏡検査説明書・大腸内視鏡検査同意書
⑧MRI検査説明書・MRI検査同意書
が詳細に例示されているので、参考にされたい。

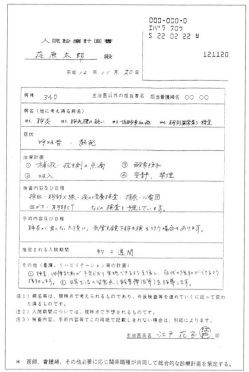

図2-7　記載例①「入院診療計画書」

多いからである。近年では、POSやフォーカスチャーティングで書かれる記録も多くなっているが、医療事故や緊急事態が生じた場合は、経時記録に切り替えることが望ましい。

　記載内容は、日時を正確に、そのうえで客観的事実（起きていること）、を5W1Hを意識して記載する。①時（when）、②どこで（where）、③誰が（who）、④何を（what）、⑤その理由は（なぜ、why）、⑥どうしたのか（how）という具合である。

　その具体的な内容は、たとえば「①21時の病棟巡視の際に、②西側のトイレの中で、③患者Aが、④倒れていたので、⑥ただちに医師を呼び、指示を受けて、病室まで運んだ。⑤意識がなく失禁していたので」というように、まず起きた事象を具体的に書く。その後、時系列に、行った治療やケア、連絡した相手先や内容などについて、同じく5W1Hを意識して書いておく、患者家族などに説明した内容や説明した図などがある場合は、それらもコピーして添付しておくことも重要である。

　これは、起こった不慮の事故に対して適切に対処したことを示すことにもなる。また、できるだけ、ケアや処置の実施は協力して、実施中に記録者を立てて記録しておくことが重要である。後でまとめて記載すると失念や時間の前後のずれが生じ、正確な記録とならないために、患者や家族に疑念を抱かせる結果になる。また、記憶に頼って書くことは、誤認や誤記憶による間違った記録を書いてしまうおそれがある。

　2004（平成16）年9月21日付で行われた、医療法施行規則の一部を改定する法律で

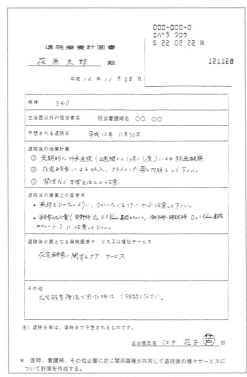

図2-8　記載例②「退院療養計画書」

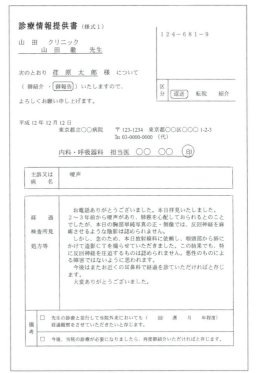

図2-9　記載例③「診療情報提供書」

は、医療事故が発生した場合の報告が特定機能病院等に義務づけられ、その医療機関には、図2-10に示した内容を記載した報告書の作成と、事故が発生してから2週間以内の届け出が義務づけられている。義務化されていない医療機関においても、この内容を参考にして、事故発生時には、事故の状況を整理して対策を検討しておくことは、管理者の責任として求められている。また、2015（平成27）年から助産所を含めたすべての医療機関に予期せぬ死産と死亡事故が発生した場合の報告と院内調査が義務化されている。

6　よりよい看護を行うための検討材料として

　看護の記録は正確に書かれていれば、その経過を振り返るだけで、自ら行った看護ケアの評価と今後ケアの在り方を考えるための材料となる。また、日々のケアのなかで発見した新しいケアの方法なども、整理してまとめることで新しい発見が可能となる。
　精神科看護分野の研究者である外口玉子氏は、共同研究者とともに事例に対して行った看護を振り返る方法で事例検討を考察し、事例集を出版している。この中では、看護職の"気づき"が重要であることが示されている。看護職と患者との間で生じる違和感などの気づきが、患者のケア改善のきっかけとなり、看護職自身の課題にも気づくことが可能となるなど、看護をとおして成長の可能性も示されている。このことは、わが国で初めて行われた国際看護師協会総会における研究発表でも報告された。

33

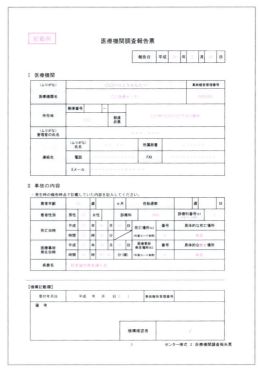

図2-10　医療機関調査報告票

その際には適当な英訳がないと考えたようで、日本語の"気づき"という言葉を使っての発表がなされた。

　記録の振り返りは、研究のためだけに行うものではない。むしろ、日常の業務として行われなければならない。それによって、看護記録に書くべきことが正確に書かれているかどうかの検証が可能となる。

　2014（平成26）年度の診療報酬改定において、「看護必要度」の評価は観察と記録によって行うと定められた。また、記録から、評価の根拠を見いだすことができなければならないとされている。

7　電子化で求められる記録のあり方について

　電子化が進むなかで、医療の情報化は進まなかった。1999（平成11）年4月22日付で当時の厚生省健康政策局長、医療安全局長、保険局長の連名による通知『診療録等の電子媒体による保存について』が出され、電子媒体による保存が認められることになった。診療録等の情報化は患者に対し、より質の高い医療の提供に貢献するものであり、その普及の必要性が求められている。

　そこには「今般、下記1に掲げた文書等（以下「診療録等」という）について、下記2に掲げる基準を満たす場合には、電子媒体による保存を認めるとともに、その実施に際し、留意すべきことを下記3のとおり示すこととしたので、御了知の上、関係者に周知方をお願いする」と述べられた。

　さらに「この基準は、診療録等の電子媒体による保存を行うに際してのものであり、

表2-6　『診療録等の電子媒体による保存について』での基準と留意事項

基準
法令に保存義務が規定されている文書等に記録された情報（以下「保存義務のある情報」という。）を電子媒体に保存する場合は次の3条件を満たさなければならない。
（1）保存義務のある情報の真正性が確保されていること。
　　　・故意または過失による虚偽入力、書換え、消去及び混同を防止すること。
　　　・作成の責任の所在を明確にすること。
（2）保存義務のある情報の見読性が確保されていること。
　　　・情報の内容を必要に応じて肉眼で見読可能な状態に容易にできること。
　　　・情報の内容を必要に応じて直ちに書面に表示できること。
（3）保存義務のある情報の保存性が確保されていること。
　　　・法令に定める保存期間内、復元可能な状態で保存すること。

留意事項
（1）施設の管理者は運用管理規程を定め、これに従い実施すること。
（2）運用管理規程には以下の事項を定めること。
　　　1）運用管理を総括する組織・体制・設備に関する事項
　　　2）患者のプライバシー保護に関する事項
　　　3）その他適正な運用管理を行うために必要な事項
（3）保存されている情報の証拠能力・証明力については、平成8年の高度情報通信社会推進本部制度見直し作業部会報告書において説明されているので、これを参考とし十分留意すること。
（4）患者のプライバシー保護に十分留意すること。

診療録等の情報活用を行うに際しての基準ではないことから、各医療機関においては、保存された診療録等の情報が発生源入力システム、新旧のシステム等のシステムにおいて、支障なく利用されるように注意を払うよう、合わせて関係者に周知方をお願いする」とされた。

　その基準と留意事項については、**表2-6**のように明示している。

　これに先立つ1998（平成10）年6月には、厚生省（当時）の「カルテ等の診療情報の活用に関する検討会」において、「診療情報の電子化は、患者に対する質の高い医療の提供に貢献するものであり、今後一層推進していくべき」との報告がなされていた。1999（平成11）年10月には、「診療録の電子媒体による保存に関する解説書」が公表されており、電子化を考える場合は、これらについて十分理解したうえで導入することが重要である。なお、この基準を受けて、厚生労働省は2005（平成17）年には「医療情報システムの安全管理に関するガイドライン」を公表しているが、2013（平成25）年にはその改訂版として第4.2版が公表されている。

引用・参考文献
1）日本医師会：患者の権利にかするWMAリスボン宣言、http://dl.med.or.jp/dl-med/wma/lisbon2005j.pdf
2）インフォーム・ドコンセントの在り方に関する検討会、http://www.umin.ac.jp/inf-consent.htm
3）日本看護協会：看護業務基準（2016年度改訂版）、2016
4）日本医師会：診療情報の提供に関する指針、第2版、日本医師会雑誌、128（10）、平成14年11月15日、付録、2002
5）厚生労働省：「診療に関する情報提供等の在り方に関する検討会」報告書、http://www.mhlw.go.jp/shingi/2003/06/s0610-2a.html#2
6）都立病院における診療録等記載マニュアル、http://www.byouin.metro.tokyo.jp/hokoku/guideline/documents/sinryoroku.pdf
7）外口玉子編：方法としての事例検討―精神科看護事例検討会ゼミナール、日本看護協会出版会、1981
8）診療録等の電子媒体による保存について、http://www1.mhlw.go.jp/houdou/1104/h0423-1_10.html
9）「カルテ等の診療情報の活用に関する検討会」報告書概要、http://www1.mhlw.go.jp/houdou/1006/h0618-2.html
10）医療情報システム開発センター編、厚生省健康政策局研究開発振興課医療技術情報推進室監修：診療録の電子媒体による保存に関する解説書、pdf版

2 看護を表わす記録

1 看護の可視化の観点から

　看護の"可視化"は、通称"みえる化"ともよばれ、このことが盛んに言われ始めたのは2007年頃からであった。2009年第13回日本看護管理学会（会長：勝原裕美子）の会長講演「看護の価値を、社会の価値に」において、勝原は、「今回のメインテーマを『可視化』と定めた意図について現代社会における看護師のイメージは、メディアの影響によって実態とは異なっていると指摘し、そのうえで、社会や次世代の看護師に向けて、看護師一人ひとりが自分たちの仕事の内容や価値を表現できる仕組みをつくることを看護管理の課題として掲げた」と述べた[1]。いかにして看護師の専門性を表現するかということが、社会の看護に対する信頼性向上や看護の魅力を次世代に伝えていくうえでの重要なポイントとされたのである。

　それでは、どのようにして、看護を可視化し、社会一般に、あるいは対象の患者・家族にみえるようにするか。対象によって、いろいろ考えることができる（**表2-7**）。

　テレビ等のメディアに訴える方法は効果的である。看護学生の多くは、テレビドラマで医療や看護師の活躍する姿に刺激を受けたことがきっかけとなり、憧れて志望することが、大学に勤めるようになってよくわかるようになった。まさに素晴らしい効果を上げている。

　しかし、これは実像ではない。もともとフィクションである。看護師を偶像化したり、美化したり、あることないことを自由に創り上げることもできる。

　勝原氏も述べているようにメディアの影響によって実態と異なって伝わってゆくことは避けられないだろう。大衆に向けての"みえる化"を効率的に進めるためには、メディアをうまく活用すればよいのかもしれないが、それには、ドキュメンタリーを何百本もつくり、皆がみてくれることを期待するしかないが、困難なことであろう。

　しかし、1本の映像にしても、もとになるものはドキュメントである。リアルタイ

表2-7　看護の可視化の対象とその特徴

	可視化の対象	
	社会一般（不特定多数）に対して	ケアの対象者（患者・家族）に対して
媒　体	メディア（テレビ、ラジオ、新聞、雑誌等）、インターネット、書籍、口コミ、研究報告（学会、専門誌）	ケア実践（言葉、行為、技術等）、記録類（診療録、看護記録等）
特　徴	・間接的 ・架空のものであり事実や実態を反映しないものが多い（ドラマなど） ・一般知識の普及に役立つ ・データに基づく公開により専門性が支持される	・直接的 ・事実そのもの ・医療者間の情報に使われる ・訴訟の証拠となる ・情報開示に使われる ・診療報酬の根拠となる

ムの実像を残す方法は2つしかない。つまり、実写か記録による方法である。したがって、不特定多数の大衆に向けて看護の専門性をきちんとみえるようにすることは大変困難ではあるが、重要な課題であるということであろう。

　ここでは、病院に入院し私たちがケアを提供した人々への看護の"みえる化"を取り上げよう。それは患者・家族が受けた看護を正当に評価ができるようにするには、やはり"看護の可視化"から始められなければならないと考えるからである。入院中の患者や家族は、ケアが発生すると同時にケアを受け入れており、サービスの"同時性"と言われる所以である。

　先にも述べたように、このドキュメントを残す方法として、実写か記録かとなると、将来どうなるかはわからないが、今の時代は記録である。看護を表わすのは、看護記録以外には存在しない。

　医療現場において、患者の状態とそのとき看護師の行ったケアについて、後になってからも、いつでもみえるようにしておくことが、いわゆる看護の可視化のミニマムな姿であろう。看護の可視化はここから始まる。

　患者は一人ひとり独立した存在であり、毎日患者の状態は異なり、行われる看護ケアも異なる。診断名は共通であっても、それぞれの患者には個別性があり、ニーズに合った個別的なケアが実施される必要がある。看護師もそれぞれ個別性のある違う人間だが、国家資格を保有しており、患者には一定以上のレベルの看護が保証されている。そのことを表すためには、看護師が残す記録が根拠のあるものであり、表現方法においては、誰にでも伝わる簡潔なものである必要がある。

　もちろん、看護の"みえる化"はそれだけではない。現実はさまざまの場面の連続であり、1つの場面のなかにも患者と看護師の相互作用があり、患者の多様な反応と看護師の判断に基づく対応や介入は、とても書き尽くせるものではない。看護はその意味で"みえる化"にするには文字情報では対応できない性質ももっている。おそらく映像のほうが馴染みやすいのかもしれないが、患者にとってみられたくないものであり、個人情報保護の観点から将来にわたり看護を録画して記録に代替するという方法は考えにくいだろう。

　したがって、繰り返しになるが、文字情報で伝える看護の可視化が当分の間は、主要な方法とされるだろう。科学的・専門的な方法で看護を行った結果、患者によい兆候が現れたという成果や実績をデータで示してゆく方法は、発展する可能性があるし、これが、不特定多数に対する看護の可視化といえる。また、看護のテクニカルスキルの場合は、"みせる看護"として発展させ、在宅におけるケアに活用することもできるのである。

2 看護専門職が行う記録の観点から

1 専門職とは

　専門職の定義は、ギリシャ時代に遡り、当時は医師、法学、神学のみが専門職を育てる学問であった。プロフェッショナリズム (professionalism) について、辞書に書かれている定義には次のように表されている。

　「複雑な知識と技術を修得して初めて行える仕事が中心となる職業。科学のいくつかの領域に関係する知識や、学び、アートの実践を必要とする職業で、他者に仕えるために存在する。その集団に属するものには、倫理綱領が適用され、真の実力を有し、誠実さや道徳、利他主義、自分の守備範囲のなかで社会のためになる努力をするといった事柄に対して忠実であることが求められる。こうした忠誠は、専門職と社会との間の契約の礎となる。また、そのために、専門職は、その知識や自分たちだけが用いる権利や自主性、自由裁量権を手にすることができる。専門職とそこに属する人々は、自分たちが仕える相手、その職業、そして社会に対して責任がある」[2]。

　アブラハム・フレクスナー (1866～1959) によると、プロフェッションとは、①知的行為であること、②常に学習し実験の根拠をもち研究的態度をもつこと、③目的、目標をもち実践的であること、④特殊の教育手段をもっていること、⑤高度に組織化された集団としての意義を発展させること、⑥社会的関心および公共の福祉に役立つこと、というように6つの観点から説明されている[3]。

　また、看護職に多く引用される、アン・J・デービスによる「専門職の基準」には、①科学的基盤をもっていること、②サービス指向であること、③倫理規定があること、④専門職組織であること、⑤研究を実施すること、⑥自律性を有すること、と表されている[4]。

　しかし、ウィレンスキー (1964年) は、看護職は教育期間が短い、特権がない、仕事における自律性が低い、地位が低いことを理由に、専門職ではないと述べた。その

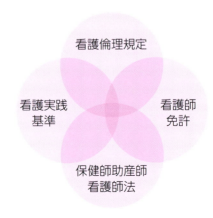

図2-11　専門職としての看護を支える側面

20年後、シャペロン（1985年）は、看護職はプロフェッションとしての要件に適っていることから、看護は専門職であると主張した。看護が専門職として認知されるには、相応の時間と努力を要したことがわかる。

　看護が専門職であることを公言し、専門職としての看護を支える側面を考えると、図2-11のように表わすことができる。現在では、看護基礎教育の段階から看護職は専門職であることが教育されている。

　日本の看護職業務を規定する「保健師助産師看護師法」は、昭和23年に制定されたが、2008年看護師国家試験の受験資格に「大学卒業者」が明記された。看護専門職の資格制度として、保健師・助産師の教育年限が6か月以上から「1年以上」とされ、また卒後研修の「努力義務化」が明記されるに至った。

《米国におけるNPの活躍にみる記録の重要性》

　2014年、山梨県立大学のFD（Faculty Development）研修会において、北海道医療大学大学院の塚本容子氏による「米国におけるプライマリ・ケアとナースプラクティッショナー（NP）－北海道医療大学での取組み－」の講演があった。

　米国ではじめてNPプログラムが開講したのは、1965年コロラド州立大学において小児看護の分野であった。NP制度が確立するまでの道のりは、決して簡単なものではなかったようである。

　看護界からの反応は「看護師が看護から医学のほうに目を向けてしまうのでは」と危惧されたが、教育レベルを修士課程とすることでサポートが受けられるようになった。一方、医学界からの反応は、厳しかった。1980年にルイジアナ州で2人のNPが医師免許なしで医学的治療を行ったと訴えられた。しかし、最終的にNPの活動が認められる形で決着がついた。それは、医師は記録していないのに対して、NPはきちんと的確に記録を残していたからであった。

　また、米国におけるNP活動のアウトカム評価の医師との比較についても記録物から得られた結果として、「患者の異常や変化にNPのほうがよく気が付いていた」「NPのほうが患者に対してより長い時間を費やしていた」「NPのほうがカルテに観察事項等を細かく記入していた」「NPが提供したケアのほうが、患者の満足度が高かった」という興味深い紹介がされた。この米国のNPにまつわるエピソードは、専門職として、いかに記録することが重要かを物語っていた。

2 看護専門職が行う「療養上の世話」について

　看護専門職を法律上規定しているものは、保健師助産師看護師法（以下、保助看法）である。周知のことではあるが、改めて、以下に専門職として関連のあるところを抜粋する（表2-8）。保助看法とは国民が一定以上のレベルが担保された安全な医療や看護が受けられるように、これを担う人の条件を定めたものである。医療という専門職を生業とする者が、そこに就くまでの教育年限や内容、資格、業務の範囲、義務、違反したときの措置等について厳しく定め、国民が安全・安心の医療が享受できるよ

表2-8　保健師助産師看護師法（抜粋）（昭和23年7月30日法律第203号）（平成18年改正）

第1章　総則

第1条　この法律は、保健師、助産師及び看護師の資質を向上し、もって医療及び公衆衛生の普及向上を図ることを目的とする。

第2条　この法律において「保健師」とは、厚生労働大臣の免許を受けて、保健師の名称を用いて、保健指導に従事することを業とする者をいう。

第3条　この法律において「助産師」とは、厚生労働大臣の免許を受けて、助産又は妊婦、じょく婦若しくは新生児の保健指導を行うことを業とする女子をいう。

第5条　この法律において「看護師」とは、厚生労働大臣の免許を受けて、傷病者若しくはじょく婦に対する療養上の世話又は診療の補助を行うことを業とする者をいう。

第14条　保健師、助産師若しくは看護師が第9条各号のいずれかに該当するに至ったとき、又は保健師、助産師若しくは看護師としての品位を損するような行為のあったときは、厚生労働大臣は、その免許を取り消し、又は期間を定めてその業務の停止を命ずることができる。

第4章　業務

第29条　保健師でない者は、保健師又はこれに類似する名称を用いて、第2条に規定する業をしてはならない。

第30条　助産師でない者は、第3条に規定する業をしてはならない。ただし、医師法（昭和23年法律第201号）の規定に基づいて行う場合は、この限りでない。

第31条　看護師でない者は、第5条に規定する業をしてはならない。ただし、医師法又は歯科医師法（昭和23年法律第202号）の規定に基づいて行う場合は、この限りでない。
　　　　2　保健師及び助産師は、前項の規定にかかわらず、第5条に規定する業を行うことができる。

第32条　准看護師でない者は、第6条に規定する業をしてはならない。ただし、医師法又は歯科医師法の規定に基づいて行う場合は、この限りでない。

第33条　業務に従事する保健師、助産師、看護師又は准看護師は、厚生労働省令で定める2年ごとの年の12月31日現在における氏名、住所その他厚生労働省令で定める事項を、当該年の翌年1月15日までに、その就業地の都道府県知事に届け出なければならない。

第42条の2　保健師、看護師又は准看護師は、正当な理由がなく、その業務上知り得た人の秘密を漏らしてはならない。保健師、看護師又は准看護師でなくなった後においても、同様とする。

第42条の3　保健師でない者は、保健師又はこれに紛らわしい名称を使用してはならない。
　　　　2　助産師でない者は、助産師又はこれに紛らわしい名称を使用してはならない。
　　　　3　看護師でない者は、看護師又はこれに紛らわしい名称を使用してはならない。
　　　　4　准看護師でない者は、准看護師又はこれに紛らわしい名称を使用してはならない。

う、社会保障制度の一端を確保した制度である。

　看護師が専門とする職務は、保助看法第1章総則、第5条において「この法律において『看護師』とは、厚生労働大臣の免許を受けて、傷病者若しくはじょく婦に対する療養上の世話又は診療の補助を行うことを業とする者をいう」とあるように、「療養上の世話」、または「診療の補助」と規定され認知を受けている。

　したがって、看護専門職が行う「療養上の世話」は、臨床や在宅の場で日常的に行われているが、教育を受け資格をもつ看護専門職によってなされるものであり、専門知識と的確な判断に基づき適切な方法で提供されるのが当然といえる。

　看護必要度の評価項目にあるB項目は、開発当初、看護師の行動観察の結果、得られたデータ解析から導かれ[5]、さらに臨床的な妥当性を評価してつくられたものである。筆者は、平成24年度厚生労働科学特別研究「入院患者への看護の必要性を判定するためのアセスメント（看護必要度）項目の妥当性に関する研究」分担研究「臨床的観点からの入院患者への看護の必要度を判定するために必要な追加アセスメント項目の検討」を行った[6][7]。

　DPC II 群病院を含む201病院の看護管理者への調査および関連学会からの意見聴取において、B項目評価については、201病院中、削除を求めたのは3施設のみであった。また、内容の追加や変更を求めたのは17施設であった（表2-9）。看護専門職の行う

表2-9　5％以上の施設が削除・変更したほうがよいと回答したB項目と理由　　　　　　　　　　　n＝201

| | 対象項目数 | B項目 | | | | | | | |
| | | 削除したほうがよい | | | | 変更したほうがよい | | | |
		DPCⅡ群以外	項目	DPCⅡ群	項目	DPCⅡ群以外	項目	DPCⅡ群	項目
一般病棟用看護必要度	7	なし	0	なし	0	・食事摂取	1	・食事摂取 ・移乗	2
ハイケアユニット用看護必要度	13	・どちらかの手を胸元まで持ち上げられる	1	・どちらかの手を胸元まで持ち上げられる	1	・移動方法 ・他者への意思の伝達 ・診療・療養上の指示が通じる ・危険行動	4	・移動方法 ・他者への意思の伝達 ・診療・療養上の指示が通じる ・危険行動	4
追加項目 ・身体的な症状の訴え ・計画に基づいた10分以上の指導 ・計画に基づいた10分以上の意思決定支援 ・その他(緊急入院・個室管理)	4			・身体的な症状の訴え	1	・計画に基づいた10分間以上の指導 ・計画に基づいた10分間以上の意思決定支援 ・その他(緊急入院・個室管理)	3	・計画に基づいた10分間以上の指導 ・計画に基づいた10分間以上の意思決定支援 ・その他(緊急入院・個室管理)	3
計	24		1		2		8		9

(田中彰子：看護必要度の評価項目見直しのための調査、第17回日本看護管理学会、指定インフォメーション・エクスチェンジ7、マネジメントツールとしての看護必要度活用の実際と今後の展望、2013より改変)

「療養上の世話」は、変わるものではなく、当事までの15年間看護を表わす指標は支持され続けていたことがわかる。

3　看護の質を表わす記録の観点から

　看護の質を表わすものは何か。看護の記録が質を表わすとすれば、どのような記録がより質を表わすのか。「質 quality」とはそもそも何か。『字源』を調べてみると、質は意味と意味を合わせた会意文字であることがわかる。「貝」は貨幣をあらわし価値あるものを意味する。「斤」は「おもり」を意味し、これが並ぶことで、価値として釣り合っていることを意味する。

　つまり、看護の質を表わすとは、看護の価値があることが認められるということである。A・ドナベディアンが提唱した医療の質評価の枠組みである「構造（ストラクチャー）」「過程（プロセス）」「結果（アウトカム）」の側面（ドナベディアン、1966）からみると、看護実践の記録は「過程」のなかで評価される。看護の記録を読んだ人に看護実践の価値が伝わることを意味する。

　つまり看護の質を表わす記録とは、よい看護を行ったことがわかる記録である。診療記録の公的性格から考えても同じ職業の者や専門家でなければわからないような記録はよい記録とはいえない。そして、情報開示を求められたときに、患者や家族が理解できるものであることが重要なポイントである。

　看護の質に病院格差があることは否めない。このことは看護記録にも病院格差があるということでもある。そして、質の高い看護実践を行なっているところは質の高い看護記録がされているということでもある。

表2-10 引き継ぎ廃止と記録―引き継ぎを廃止した病棟事例

質問事項	事例1	事例2
引き継ぎの廃止		
開始時期	1年前	7年前
理由	引き継ぎ時間の無駄、口頭での引き継ぎの限界	引き継ぎ廃止の看護研究で病棟全体の取り組み
メリット	カンファレンスが毎日できるようになった。記録内容が充実した	記録の変化（送り手は必要なことは記録に残す。受け手は必要な情報を選んで収集する）ナースがベッドサイドに不在の時間がなくなった
デメリット	受け持ち患者以外の情報がとらえにくくなった	情報収集に時間を要する。口頭なら要約し、必要な情報は強調されて送られる
デメリットへの対策・工夫	患者個々に"ケアシート"（メモ程度のもの）を作成し、患者が概観できるようにした	多忙により記録ができないことは口頭で送り、後で記録する。"重要引き継ぎ事項"という用紙をつくり、カルテに記載できない伝達事項を記載する。手書きにフローシートも併用し、ポイントをメモしておく。フローシートを読むだけでも概要は理解できる
記録はどのように変化したのか		
◎書く側	患者情報をリアルにわかりやすく記録できるようになった。また、行ったケアに対するアセスメントが充実してきた	行ったこと、患者の状態を記録するという意識から、行ったこと、患者の情報を読み手に伝えるという意識に変わった
◎読む側	情報収集をカルテから行うため、読み取る力がついてきた	看護実践のための情報を記録から得る能力が身についてきた
記録が適切であれば引き継ぎは不要か		
そう思う？	◎そう思う 【理由】 引き継ぎを行っていたときは、余計な言葉が足され個人の感情も入っていた。しかし、記録が簡潔明瞭に、リアルに書けていれば患者をとらえることができる。導入時はスタッフも落としあるのではないかと懸念していたが、何の支障もない	◎どちらとも言えない 【理由】 そう思うと確信できない。記録では重要なところを強調することが難しいので
適切な記録について		
適切な記録とはどのような記録だと思うか	患者の状況をリアルに、かつ簡潔明瞭に書かれているもの。行ったケアに対する科学的根拠がみえるもの	観察したこと、実践したこと、それらの反応、どれか1つだけでなく、それらが系統的に記載されていること。個人的な見解を書かない。経時記録も大切だと思う
適切な記録を残すために、改善が必要なこと	経験の浅い看護師には、カファレンスをとおしアセスメントのアドバイスを行う。適時、適切な記録ができているか監査する必要あり	やはり臨床の実践能力を向上させること。記録時間の確保等も必要と思うが、記録内容の個人差は実践能力の差であると思う

《申し送り廃止を通して明らかとなった適切な看護記録とは》

　2011年「引継ぎと看護記録」について、7病院（100～600床）に勤務する病棟看護師長22名にアンケート調査を行った（表2-10）。このうち先駆的に引継ぎを廃止した2病棟に対してメリットを聞いたところ、「ナースがベッドサイドに行く時間が増えた」「毎日のカンファレンスの時間が確保できた」「記録が充実してきた」と答えた。デメリットについては、「受持ち患者以外の情報がつかみにくい」「情報収集に時間を要する」とし、改善策として"ケアシート"や"重要引継ぎ事項"、"フローシート"を活用していた。

　また、記録を書く側の変化として、「患者情報をリアルにわかりやすく記録できるようになった」「行ったケアに対するアセスメントが充実してきた」「行ったこと、患者の状態を記録するという意識から、行ったこと、患者の情報を読み手に伝えるとい

う意識に変わった」との回答がなされていた。このことから引継ぎ廃止が記録内容の充実に及ぼす影響があることは明らかであった。

　読む側にとっても、「情報収集をカルテから行うため、読み取る力がついてきた」「看護実践のための情報を記録から得る能力が身についてきた」との回答がなされ、読む力の向上もあったことを示していた。「記録が適切であれば引継ぎは不要か」の質問に対して、1名は「そう思う」と答え、もう1名は「どちらとも言えない」とされていた。このうち、「そう思う」の理由は「引継ぎを行っていたときは、不要な言葉や個人の感情も入っていた」と示されていた。しかし、「記録が簡潔明瞭にリアルに書けていれば、患者をとらえることができ、何の支障もない」とされていた。「どちらとも言えない」との理由については、「廃止後8年目になるが「記録では重要なところを強調することが難しいので、そう思うと確信できない」と答え、引継ぎの長所を指摘した。同時に2者に対して「適切な記録にどのような記録だと思うか」と聞いたところ、「患者の状況をリアルにかつ簡潔明瞭に書かれているもの。行ったケアに対する科学的根拠がみえるもの」「観察したこと、実践したこと、それらの反応が系統的に記載されていること」と回答された。また、「適切な記録を残すために改善が必要なことは何か」の質問に対しては、「経験の浅い看護師には、カンファレンスを通しアセスメントのアドバイスを行う。適時、適切な記録ができているか監査する必要がある」「やはり、臨床の実践能力を向上させること。記録時間の確保なども必要と思うが、記録内容の個人差は実践能力の差であると思う」と示された。

　以上のように医療・看護の第一線において、病棟業務を統括し変革にチャレンジしている看護師長22名が、患者をみて、看護師をみて、看護記録をみている日常から述べた意見は大変貴重であり、「看護の質　＝　看護記録　＝　看護実践力」の関係を示唆するものであった。

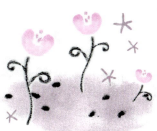

引用・参考文献
1）週刊医学界新聞　第2847号　2009年9月21日
2）Derived from the Oxford English Dictionary & the literature on professionalism. "Cruess, Johnston, Cruess
3）Medical Education in the United States and Canada, 1910
4）アン・J・デービス、太田勝正著：看護とは何か—看護の原点と看護倫理、p.12～13、照林社、1999
5）平成11年度厚生省保険局医療課による委託事業報告書
6）田中彰子、筒井孝子、嶋森好子：厚生労働科学研究費補助金（厚生労働科学特別研究事業）平成24年度総括・分担研究報告書「入院患者への看護の必要性を判定するためのアセスメント（看護必要度）項目の妥当性に関する研究」分担研究「臨床的観点からの入院患者への看護の必要度を判定するために必要な追加アセスメント項目の検討」（H24—特別—指定—009）、p.30～78
7）嶋森好子、筒井孝子、田中彰子：厚生労働科学研究費補助金（厚生労働科学特別研究事業）平成24年度総括・分担研究報告書「入院患者への看護の必要性を判定するためのアセスメント（看護必要度）項目の妥当性に関する研究」分担研究「看護必要度を用いた適正な傾斜配置の実態とその看護管理上の課題の解決に関する検討」（H24—特別—指定—009）、p.79～99
8）田中彰子：引き継ぎと看護記録、看護管理、21（6）：465～469、2011

3 「看護必要度」に必要とされる記録

1 記録の方法

1 看護記録の方法

　看護の記録方法には、さまざまな方法がある。代表的なものとして、POS（problem oriented system：問題志向型叙述記録）がある。これは、基礎データ、問題リスト、看護診断・計画、経過記録、看護サマリー（要約）、監査の6段階に分けて記載する方法である。

　S（subjective　data）として、問題に関しての患者および家族が直接提供する訴えなどの主観的情報を、O（objective data）として観察や検査など医師や看護者などの専門職が取り出す客観的情報を書き、さらにA（assessment）として、SとOの情報を解釈・分析・評価するアセスメントを、P（Plan）として、これらを基にした初期計画、計画の実施、問題解決のための計画の追加、修正計画を立てる方法となっている。

　次に経時的経過記録がある。把握した情報、行った看護、その結果を経時的に記載する方法である。

　さらに、フォーカスチャーティングによる方法がある。フォーカスチャーティングとは、患者に焦点を当てたコラム形式の経過記録方式である。患者に起こった介入が必要な出来事（concerns）に焦点をあてて（focus）、そのときの患者の状態・状況・情報（data）と、その状況に応じて実行・介入した事実や行為（action）、さらにその結果・評価・反応（response）を系統的に記載する叙述的な経過記録である。

　また、クリニカルパスは、疾患別に入院中や退院後の治療や検査、処置、指導、看護、食事などを時系列で示した、標準的な治療・ケア計画表である。多職種が情報を共有化することで、チーム医療を実現することができる。通常、医療者用と患者用の2つを作成する。日めくりパスとして看護記録も兼ねることもある。

　このように看護記録の方法はさまざまであり、施設によりそれぞれの方針や考え方によって、記録方式を統一している。

2 「看護必要度」に必要な記録

　「看護必要度」に必要とされる記録とは、どのような記録であろうか。「看護必要度」に適した記録については、筆者もこれまでにいろいろと試行錯誤を重ねてきた。

　たとえば評価項目ごとの欄にその内容のみを書く方法は、付箋を貼ったような形態となる。これは、患者の状態と看護の実践を分断的にとらえており、記録としての一貫性に欠ける。

「看護必要度」に必要な記録は、記録方式や媒体は問わないが、評価を導く根拠、すなわち患者の状態と看護の実施が書かれていることが必要である。

　2018年（平成30年）度診療報酬改定では、『基本診療料の施設基準等及びその届出に関する手続きの取扱いについて』（平成30年3月5日保医発0305第1号）のなかで、「一般病棟用の重症度、医療・看護必要度に係る評価票」「特定集中治療室用の重症度、医療・看護必要度に係る評価票」「ハイケアユニット用の重症度、医療・看護必要度に係る評価票」のいずれの評価の手引きにも、アセスメント共通事項として評価の根拠が**表2-11**のように記載された。

　また、入院基本料の設置基準においてもこれまで以上に具体的に記述され、記録がもつ診療報酬の償還としての目的を明確にしている。「入院基本料に係る看護記録」として明記されている（**表2-12**）。

　「看護必要度」の評価の根拠として必要とされるのは、日々の患者の状態と看護実践の記録であるため、叙述的にまとめる記録方法がよいと考えている。一定の時間帯に起こった事実をまとめて書くやり方、すなわち、自分の勤務したシフトごとに要約して書くという方法が実際的であろう。

　つまり「叙述的に要約をする」ということである。この記録方法は、古くから日常的に行なわれている最も一般的な方法である。医師記録はPOSで書かれていること

表2-11　評価の根拠[1]

8　評価の根拠
　評価は、観察と記録に基づいて行い、推測は行わないこと。当日の実施記録が無い場合は評価できないため、A項目では「なし」、B項目では自立度の一番高い評価とする。第三者が、後日、監査を行う際に、記録から同一の評価を導く根拠となる記録を残しておく必要がある。
　項目ごとの記録を残す必要はなく、モニタリング及び処置等（A項目）や患者の状況等（B項目）、手術等の医学的状況（C項目）等について診療録及び看護記録等に記載すること。
　記録は、媒体の如何を問わず、当該医療機関で正式に承認を得て保管されているものであること。また、原則として医師及び当該病棟の看護職員による記録が評価の対象となるが、評価項目によっては、医師及び治療室の看護職員以外の職種の記録も評価の根拠となり得るため、記録方法については院内規定を設ける等、工夫すること。

表2-12　入院基本料に係る看護記録[2]

　入院基本料の届出を行った病棟においては、看護体制の1単位ごとに次に掲げる記録がなされている必要がある。ただし、その様式、名称等は各保険医療機関が適当とする方法で差し支えない。

1　患者の個人記録
（1）経過記録
　　個々の患者について観察した事項及び実施した看護の内容等を看護要員が記録するもの。ただし、病状安定期においては診療録の温度表等に状態の記載欄を設け、その要点を記録する程度でもよい。
（2）看護計画に関する記録
　　個々の患者について、計画的に適切な看護を行うため、看護の目標、具体的な看護の方法及び評価等を記録するもの。なお、重症度、医療・看護必要度に係る評価を行う入院料を算定する病棟の患者については、モニタリング及び処置等、患者の状況等及び手術等の医学的状況の項目の評価に関する根拠等について、（1）、（2）またはその他診療録等のいずれかに記録すること。

2　看護業務の計画に関する記録
（1）看護業務の管理に関する記録
　　患者の移動、特別な問題を持つ患者の状態及び特に行われた診療等に関する概要、看護要員の勤務状況並びに勤務交代に際して申し送る必要のある事項等を各勤務帯ごとに記録するもの。
（2）看護業務の計画に関する記録
　　看護要員の勤務計画及び業務分担並びに看護師、准看護師の受け持ち患者割当等について看護チームごとに掲げておくもの。看護職員を適正に配置するための患者の状態に関する評価の記録。

が多いが、受け持ち医師による日常のカルテ記載にも用いられている。

　たとえば、研修医の記録は、「今日の患者の状態は何が問題だったのか」「その状態をどのように判断したのか」「何を指示しどのような結果を得たのか、そして今後の方針として何を考えているのか」「患者にどう説明したのか、明日はどうするのか」など、自分の受け持ち患者について、記載されたものが多いようである。

2 看護要約の書き方

1 看護要約のポイント

　看護記録をしっかりとていねいに書こうと思えば、長く冗長になりがちである。大切なのは読んだ人に間違いなく伝わることであり、受け持った患者の状態と患者に対して行った看護実践を簡潔に、叙述的に、要約（サマライズ）することである。

　「叙述（narrative）」とは、「物事について順を追って述べること。事実をありのままに述べること。または述べたもの」をいう。そして、「サマリー（summary）」とは、「概要、概略、要約、集約。特定のことに関する情報や長い文章などの要点を手短にまとめ表現したもの」の意味である。

　記録として残す必要があるのは、「患者が"どのような"状態だったのか」、あるいは、「看護師が"どのように"ケアをしたのか」、観察の結果や実施の詳細である。看護必要度の評価は項目別になっているため、実際の評価は項目毎に評価指標に沿いながら患者の状態を判断しなければならない。

　しかし、記録を行うには、その一つひとつを断片的に羅列したのでは、項目メモの貼り付けになってしまう。要約の場合は、患者の状況に沿いながら看護必要度の評価ポイントを書いていくことになる。事象の前後関係や時間的な流れを考慮し、患者の状態変化や病態の関連性を踏まえ、評価項目以外のその日のイベントや患者の個別的なケアについて記述することが重要である。以下に看護要約のポイントを示す。

《看護要約のポイント》
1．患者の状況に沿いながら看護必要度の評価ポイントを書く。
2．評価の対象とする事象の前後関係や時間的な流れを考慮する。
3．患者の状態変化や病態の関連性を踏まえる。
4．その日のイベントや患者の個別的なケアについて記述する。

---

2 看護要約による記録のモデル例

　看護必要度に必要とされる記録（要約）を書くときのポイントは、「何に沿って書く

表2-13　看護必要度に必要とされる記録（要約）の要点

記録の要点1　何に沿って書くのか
①時間に沿って
②場面に沿って
③項目に沿って
④原因から
⑤関連づけられる要素で

記録の要点2　根拠についての表現
病名、症状、機能、障害、など

記録の要点3　ケアのキーワード、専門用語で表す
意識レベル（GCS）、麻痺、筋力、視力、振戦、発語、スライダー、ストレッチャー、ミトン、ギャッチアップ、ナースコール、寝衣交換

のか」「根拠を書くこと」「キーワード、専門用語で表す」にまとめられる（表2-13）。

3 簡潔な記録の書き方

1 チャーチルのメモ

　簡潔な記録とは、どのようなものを指すのだろうか。木下是雄は「理科系の作文技術」の冒頭に「チャーチルのメモ」を引用している[3]。1940年、壊滅の危機に瀕した英国の宰相となったウィンストン・チャーチルは、政府各部局の長に次のようなメモを送ったという。

　「われわれの職務を遂行するには大量の書類を読まねばならぬ。その書類のほとんどすべてが長すぎる。時間が無駄だし、要点を見つけるのに手間がかかる」と言う書き出しに始まる。以下は、その要旨である。

1）報告書は、要点をそれぞれ短い、歯切れのいいパラグラフにまとめて書け。

2）複雑な要因の分析に基づく報告や、統計に基づく報告では、要因の分析や統計は付録とせよ。

3）正式の報告書でなく見出しだけを並べたメモを用意し、必要に応じて口頭で補ったほうがよい場合が多い。

4）次のような言い方はやめよう。「次の諸点を心に留めておくことも重要である」「……を実行する可能性も考慮すべきである」この種のもってまわった言い回しは埋草にすぎない。省くか、一語で言い切れ。思い切って、短い、パッと意味の通じる言い方を使え。（中略）時間はうんと節約できるし、真の要点だけを簡潔に述べる訓練は考えを明確にするにも役立つ。

また内容については、「必要なことはもれなく記述し、必要でないことは一つも書かないのが原則である」と述べている。

2 簡潔明瞭な文章を書くため

看護記録についても同様のことがいえるだろう。書き手が苦労して書いたとしても、内容のつかめない文章は、読み手に無駄な時間と苦痛と理解のための大きな努力を強いることになる。簡潔な要領を得た短文は清々しく、間違いなく読み手に伝わる。

そのためにはどのような努力が必要か。簡潔明瞭に文章を書くためには、専門性と論理性が必要である。専門性とは、看護専門職としての知識であり判断であるが、その前に実践力があって初めて記録が成り立つ。よい記録はよい実践から生まれる。論理性は一般教養やセンス、統合力に関連する。

また、文章を書く力は、文章を読み解く力に等しい。「簡にして要を得る」という言葉がある。英語では「to be brief and to the point」と訳される。「簡単であるがよく要点をつかんでいる」「簡単でしかも要領を得ている」の意味である。

日々多忙な臨床の場で、多くの患者を看なければならない看護師は、簡潔明瞭な文章を書くことのプロでなければならない。看護師は毎日多くの人が書いた記録を読むため、誰の書く記録が「簡にして要を得る」記録なのか、お互いによくわかっている。よいことは真似たほうがよい。そのためには、自らの文章と意識的に比較する必要があり、何がまずいのか、どこが足りなくて、不要なところはどこか、意図的に振り返ってみるとよいだろう。

簡潔明瞭な文章を書くための留意点を示し、実際に書かれた事例をあげた（表2-14）。言葉のダブりや不要な言葉を省き、少し表現を整え、字数は232文字から163文字と短くなったことがわかる。

《簡潔明瞭な文章を書く》

1. 一文を長文にしない。
2. 不必要な言葉、なくても意味が通じる言葉を省く。
3. 同じ言葉、同じ表現を繰り返さない。
4. 本質が伝わるできるだけ短い語句を選び、端的に表現する。
5. 関連づけられる内容は、書く場所をまとめる。
6. タイトルをつけ、番号を振るなど、読みやすい工夫をする。
7. 脈絡を考え、文章を書く。

表2-14 簡潔な文章へ

1 　筋力低下と振戦があり、ベッドから車いすの移乗は、ベッドの左側に車椅子を置き、患者に車椅子の手すりを触ってもらい、立位を取り、看護師が体幹を支えるとゆっくり足を動かし移乗できた。経管栄養を看護師が全介助で実施。プリンを車椅子に座り経口摂取した。蓋は看護師が開け、スプーンを渡すと自力で摂取し誤嚥の兆候はない。口腔ケアは物品を準備し、自力で歯ブラシを使えたが、渡すことで実施でき、磨き残しを介助した。視力はほとんどないため、自分でできることを増やすため環境を調整する。（232字）

2 　筋力低下と振戦があり、~~ベッドから車いすの移乗は、ベッドの左側に車椅子を置き、~~患者に車椅子の手すりを触ってもらい、立位を取り、看護師が体幹を支えるとゆっくり足を動かし移乗できた。経管栄養を看護師が全介助で実施。プリンを車椅子に座り経口摂取した。蓋は看護師が開け、スプーンを渡すと自力で摂取し誤嚥の兆候はない。口腔ケアは物品を準備し、自力で歯ブラシを使えたが、渡すことで実施でき、磨き残しを介助した。視力はほとんどないため、自分でできることを増やすため環境を調整する。（232字）→169字

　　不要な言葉、文章を省く　──（取消線）
　　文章表現の検討を要する　～～（波下線）

3 　筋力低下と振戦があり、患者は看護師に体幹を支えられ数歩移動し車椅子へ移乗した。車椅子に座ったままでプリンを経口より摂取した。蓋は開けられず介助したが、スプーンを使い自力で摂取した。誤嚥の兆候はない。自力で歯ブラシを使えたが、磨き残しを介助した。視力はほとんどなく、できるところを促した後に介助した。夕食は経管栄養を全介助した。（163字）

事例のB項目評価

	0点	1点	2点
寝返り	できる	何かにつかまればできる	できない
移乗	介助なし	一部介助	全介助
口腔清潔	介助なし	介助あり	
食事摂取	介助なし	一部介助	全介助
衣服の着脱	介助なし	一部介助	全介助
診療・療養上の指示が通じる	はい	いいえ	
危険行動	ない		ある

引用・参考文献
1）厚生労働省：基本診療料の施設基準等及びその届出に関する手続きの取扱いについて、平成30年3月5日保医発0305第2号、、別紙7、http://www.mhlw.go.jp/file.jsp?id=519679&name=file/06-Seisakujouhou-12400000-Hokenkyoku/0000196444.pdf
2）厚生労働省：前掲、別紙6
2）木下是雄：理科系の作文技術、中公新書、p.2～3、中央公論新社、1981

4 看護記録の具体例

　ここでは、「看護必要度」研修会で提出された臨床現場における各種看護記録様式を用いた看護記録の具体例を取り上げ、「看護必要度」評価との対応をどのように行っていくかをみていくことにする。その際、取り組み事例の特徴について読者の理解が深まるよう、筆者が解説していく。

　2016（平成28）年度診療報酬改定より、「看護必要度」B項目は、「特定集中室用の重症度、医療・看護必要度」「ハイケアユニット用の重症度、医療・看護必要度」「一般病棟用の重症度、医療・看護必要度」に係る評価票を用いた評価を行っている場合は、「寝返り」、「移乗」、「口腔清潔」、「食事摂取」、「衣服の着脱」、「診療・療養上の指示が通じる」、「危険行動」の7項目に統一された。

　ここでは、この共通指標によるB項目評価に対応し、根拠を示し簡潔明瞭な文章を書く訓練のため、事例の記載内容についてコメントを加えている。

事例1　看護要約の事例

　87歳、男性。1月13日ノロウイルス腸炎、誤嚥性肺炎にて入院し、本日入院7日目。入院当初は下痢や嘔吐があったが、症状は落ち着き、日常生活動作が拡大してきている状態である。

受持ち看護師による看護記録

　認知力低下のため、自己にて寝返りが打てず、看護師が2時間ごとに体位変換をした。食事は半量食つぶし粥超きざみ食を食べており、ベッドをギャッチアップし、看護師の全介助で全量食べた。

　1日1回リハビリ、気分転換のために車いすで看護師が全介助をし、移動できている。口腔清潔は認知症があり、自己にて有効な清潔ケアができず、看護師がスポンジブラシを用いて、実施した。全身清拭時、寝衣交換を行ったが、自分でできなかった。

> これは移動方法の評価である。「移乗」の評価がないので、評価は「介助なし」となる。

> もう少し具体的に記述してください。

事例1のB項目評価	0点	1点	2点
寝返り	できる	何かにつかまればできる	できない
移乗	介助なし	一部介助	全介助
口腔清潔	介助なし	介助あり	
食事摂取	介助なし	一部介助	全介助
衣服の着脱	介助なし	一部介助	全介助
診療・療養上の指示が通じる	はい	いいえ	
危険行動	ない		ある

事例2 看護要約の事例

82歳、男性。膵臓がん、糖尿病、認知症あり。吐き気があり、食事が食べられなくなり、低血糖で1月11日に入院。現在、入院10日目である。入退院を繰り返しており、前回入院時に十二指腸にステント留置をしている。認知症のため、医療指示が入らず、不穏、せん妄がある。

受持ち看護師による看護記録

　胃腸病食3分粥を2日前より開始し、むせなく食べられているが、認知力低下のため自分では食べることができず、看護師が全介助している。食事時は車いすに移乗し食べている。下肢筋力が衰え、1人で車いすに座ることはできない。食事の後は、病室でテレビを1時間ほど座ってみていた。口腔清潔のためのうがいや歯磨きは、認知力低下のため、1人ではできず、看護師が介助した。

　認知力低下のため、自己にて有効な寝返りが行えず、看護師が2時間ごとに体位変換をした。2日前まで酸素投与をしていたが、現在はしていない。循環動態が不安定なため、24時間心電図モニターを装着し、HR：80回/分、SPO2：95%前後を維持できている。

認知力低下のためとたびたび出てくるが、「診療・療養上の指示が通じる」の評価が記録上から読み取れない。

事実の記録として、「……した。」と記述する。

ここは移乗の評価として表現する。例：「下肢筋力が低下しており、車いすへの移乗を全介助した。」

有効な寝返りができないというのは、何かにつかまればできることなのか不明のため、具体的に書く。

事例2のB項目評価	0点	1点	2点
寝返り	できる	何かにつかまればできる	できない
移乗	介助なし	一部介助	全介助
口腔清潔	介助なし	介助あり	
食事摂取	介助なし	一部介助	全介助
衣服の着脱	介助なし	一部介助	全介助
診療・療養上の指示が通じる	はい	いいえ	
危険行動	ない		ある

事例3 看護診断の事例

88歳、男性。心不全。動悸を主訴に救急搬送され、ICUで治療を行った。病状は安定し、一般病棟へ移動。その頃よりせん妄となり、昼夜問わず大声を出し眠らず、心療内科を受診し内服治療中。心不全は、内服治療で経過観察中。3日前に転倒した。外傷なく精神安定剤の効果を見ながら観察を強化している。入院前に比べ、ADLが低下しており、せん妄もあることから自宅への退院は困難で、転院調整を行っている。

受持ち看護師による看護記録

01：24　ND3　身体損傷リスク状態
　　D　準夜帯から、詰所で過ごされているが、寝る傾向はなく、「お風呂は、わいたかね」と訴えて、ズボンとオムツを外し、ベッドから降りて立っている。4点柵をどう乗り越えたのかは不明。
　　A　転倒の危険があり、観察を続けていく。

04：24　ND4　急性混乱
D　２時前まで、「お風呂はまだか、服を脱がないかん、
　　湯はたまったか」などとずっと話されていたが、２時
　　には尿器で排尿をして以後、すぐに入眠され不穏なく
　　経過している。
A　経過観察をする

14：00　Ｆ）　看護必要度
　　心不全で入院中。夜間せん妄時は、ベッド柵を乗り越え立
位を取っていたが、日中は眠気もあり、また筋力低下もあっ
てすべてにおいて介助を要した。柵を持てば自力で寝返りが
できた。食事は途中で手が止まってしまうため、看護師が途
中から介助した。口腔ケアは、ガーグルベースン、コップを
看護師が持ち、促して含嗽を行った。更衣は協力が得られず
全介助で行った。車いすへの移乗は手すりにつかまらせるな
ど一部介助した。

この状況は、一部介助と評価します。

事例３のB項目評価	0点	1点	2点
寝返り	できる	何かにつかまれば できる	できない
移乗	介助なし	一部介助	全介助
口腔清潔	介助なし	介助あり	
食事摂取	介助なし	一部介助	全介助
衣服の着脱	介助なし	一部介助	全介助
診療・療養上の指示が通じる	はい	いいえ	
危険行動	ない		ある

事例4　SOAPの事例

　87歳、女性。肺炎、胸膜炎、胸水貯留。施設より入院する。抗生剤治療が行われ、
胸膜炎と胸水に対しては胸腔ドレナージが行われた。治療後状態は軽快し経過観察中
である。網膜色素変形症により全盲である。難聴もあるがコミュニケーションは可能
であり、施設では食事のセッティングのみ介助し、移動は車いす、排泄は夜間のみポ
ータブルトイレを使用していた。

受持ち看護師による看護記録

♯　転倒リスク状態
S　すみません、トイレお願いします。
　　まだ大丈夫です。
O　尿意時はナースコールで知らせてくれる
　　ポータブル移動は軽介助。手を引き場所を誘導すること
　　で、その後の排泄行為は見守りで自立できている。ポー
　　タブルトイレで排泄時に陰部洗浄介助した。
　　11時より車いす乗車して過ごす。昼食はオーバーテー
　　ブルを設置し車いすに乗車して摂取する。配膳とセッテ
　　ィングを行うと、自力摂取できる。水とハブラシを準備
　　すると歯磨きは自力で行え、ガーグルベースンの把持は
　　介助する。

時→後

ポータブルトイレと
表記する。この場合
は移動ではなく移乗
です。また、軽介助
とありますが、どの
ような介助が必要だ
ったのか？
軽介助の記載では不
明瞭。

セッティングの内容
を記述しないと一部
介助の評価対象かど
うかがわからないで
す。

１時間〜１時間半毎に排尿誘導したり、尿意の訴えがあるため車いすトイレに搬送し排泄する。出来るだけ声かけを行い、覚醒を促すが時々うとうとしている

A　日中は車いす乗車していることで、排尿感覚は１〜1.5時間で過ごすことができた。見守ることで転倒もみられず。

P　自力でセルフケアを行う患者の能力をモニターする。
　　自立を誘導するが、できないときには患者に介入する。
　　安全状態に変化がないか環境をモニターする
　　転倒防止

事例４のB項目評価	0点	1点	2点
寝返り	できる	何かにつかまれば できる	できない
移乗	介助なし	一部介助	全介助
口腔清潔	介助なし	介助あり	
食事摂取	介助なし	一部介助	全介助
衣服の着脱	介助なし	一部介助	全介助
診療・療養上の指示が通じる	はい	いいえ	
危険行動	ない		ある

事例5　SOAPの事例

　92歳、女性。間質性肺炎、呼吸不全、高血圧。SpO₂モニターの継続指示あり装着中。安静度は排泄時のみポータブルトイレ可の指示あり。誤嚥あり食事は禁食とし、内服のみ継続中。難聴ありゆっくり大きな声で話せば疎通取れる。時々酸素カニューレ外すことあり。必要性を説明しても外してしまったり、尿意時ナースコールを押さずに１人で行動してしまうこともあり。労作中に著明にSpO₂低下があり、酸素療法・持続点滴継続中。

受持ち看護師による看護記録

S　ひどい。

O　午前　安静時SpO₂96〜98％だが、90台前半になることあり酸素1.5L投与継続中。トイレ移動時は呼吸やや荒くなりチアノーゼも出現あり。体動後SpO₂70台まで低下あるが、安静臥床にてゆっくりSpO₂90まで回復する。時々酸素カニューレを外していることがあり、必要性を説明して再装着した。清拭・更衣は点滴中であり全介助で行った。セッティングするが自分ではしようとせず介助した。

　　正午　訪問時に尿意の訴えあり。柵につかまれば寝返りは行える。両下肢浮腫著明であるが、ポータブルトイレ移動時柵につかまり、ナースが軽く腰を支えれば移動できた。柵につかまり立位保持可能であるがズボンの上げ下げは行えず介助した。

　　14時　訪問時酸素外しておりSpO₂70台に低下。しばらく様子みるがSpO₂80台持続するため酸素２Lへ増量した。その後SpO₂ばらつきあるが90台前半キープあり。

この患者の訴えは、呼吸が苦しくて、ひどいと表現しているのですか。Sの補足が必要です。

何のセッティングをし、何を介助したのか読み取れません。

この動作の評価は移乗なので記録上も移乗と表現してください。

A　労作で容易SpO_2に低下あり、床上での排泄介助が必要である。
P　呼吸状態観察
酸素療法継続
本人へ説明し　床上での排泄介助していく

事例5のB項目評価	0点	1点	2点
寝返り	できる	何かにつかまればできる	できない
移乗	介助なし	一部介助	全介助
口腔清潔	介助なし	介助あり	
食事摂取	介助なし	一部介助	全介助
衣服の着脱	介助なし	一部介助	全介助
診療・療養上の指示が通じる	はい	いいえ	
危険行動	ない		ある

口腔清拭の記録はありませんので「介助なし」となります。

食事介助の記録はありませんので「介助なし」となります。

1 兵庫県立尼崎総合医療センターの取り組み

C項目の正確な評価のための記録の整備と組織で取り組む仕組みづくり

2016（平成28）年度診療報酬改定では、急性期医療を評価する改定がされた。急性期医療を評価する項目として、手術項目を評価するC項目（表2-16）が新設された。C項目評価は、看護師のみで行うA、B項目とは異なり、医師とともに行うことを基本としていることが特徴であり、正確な評価を行うためには、医事部門、診療情報管理士、看護師等がチームを組んで評価をすることが必須である。

ここでは、C項目の正確な評価を行うために、当院で行っている記録の整備と多職種連携を中心とした組織的な取り組みについて紹介する。

1 多職種連携、部署間連携による正確な評価と記録

2016年より、「重症度、医療・看護必要度（以下、「看護必要度」）」の評価は、多職種が行った行為も連携により評価ができるようになった。チームで行った行為が評価の対象となり、「看護必要度」が急性期医療を広く評価するものとなったことは重要と考える。

C項目の特徴から、多職種連携、部署間連携は必須であり、正確な評価を行い記録に残すための仕組みつくりが必要である。C項目評価の標準的な評価フローチャート（図2-12）から考える仕組みづくりのポイントは、①必要な情報を効率的に選択した正確な情報発信、②情報発信源の決定と相互確認の方法、③発信された情報の連携方法、である。

当院で行っているC項目評価事例を参考にしながら、評価のための仕組みつくりと看護記録の整備について述べる。

1）C項目評価の仕組み

（1）正確な情報を発信するための効率的な情報の選択

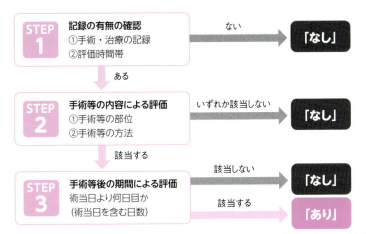

(筒井孝子：「看護必要度」の評価者のための学習ノート、第3版、p.81、日本看護協会出版会、2016より改変)
図2-12　C項目評価フローチャート

　C項目評価の要件を満たす手術は、看護師が判断を行うのではなく、医師の判断と手術コードKコードとリンクしていることが必要である。煩雑な業務のなかで、医師や看護師の手を煩わすことにより、不正確な評価が導かれないように、効率的に情報を選択することが求められる。したがって、正確な評価を行うためには、医師、医事課職員と協働連携しながら評価することが求められる。当院では、簡便でありながら、正確な評価を行うことができるように、評価に必要な情報を予め調整した。医事課職員によりC項目評価に関連する診療科を選択し、手術コードの上位30位を整理した。その後、各科診療科担当医師、医事課職員、手術室看護師、病棟看護師、経営担当看護次長がミィーティングをもち、C項目評価と一致するものを確認しながら評価術式を決定し、各科診療科ごとの評価リストを作成した。一覧表にしたリストは、手術室、病棟、医事課に保管し、常に内容確認ができるようにした。

（2）評価ルートの決定

　C項目評価は、評価事象が発生する場所と評価の場所が異なることから、正確な評価のために情報の発信をどこから、どのようにつなぐか決定することが重要である。治療内容の確認を確実に行うために、情報発信の起点は、行為が発生する場所（手術室、検査室など）とし、手術室・検査室⇒ICU病棟⇒一般病棟へ情報継続ができるよう評価ルートを決定している（図2-13）。

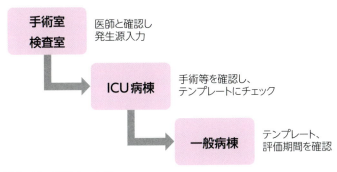

図2-13　評価ルート例

（3）部署間の連携と記録の実際

　C項目評価をつないでいくには、記録の工夫が重要である。記録によるC項目評価の連携について具体的に示す。

《手術室、検査室での評価》

①手術終了後、術者（主治医）とともに、手術室看護師がC項目評価リストを用いて評価する。

②評価リストによる判断が困難な場合は、医事課に連絡し、医事課職員と相談しながら評価について判断する。

③手術室看護師、検査室看護師が、手術システムまたは検査システムの「術中記録」の「その他」の欄に（例）「開腹手術（4日間）の要件を満たす」など、C項目評価内容の記録を残す。（図2-14）

④患者帰室時、手術室と帰室先看護師間（ICU病棟又は一般病棟）で申し送る。

⑤申し送りを受けた看護師は、病棟帰室時電子カルテ検温表のイベント欄にC項目の評価に関するイベント日を設定する。（図2-15）

　※手術出し（検査出し）～帰室の間に日（24時）をまたぐ場合は、帰室日を手術当日とする。
　※ICU病棟などに帰室した場合は、ICU病棟などの看護師が行い、病棟転棟時に看護師間で確認する。

⑥イベント日にC項目評価が行われると、自動的に検温表に連動され、C項目の評価できる期日が表示される。この間、医師による手術記録は速やかに記録されることが原則である。

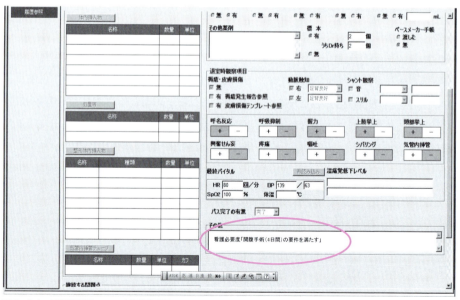

図2-14　手術部門システム評価画面

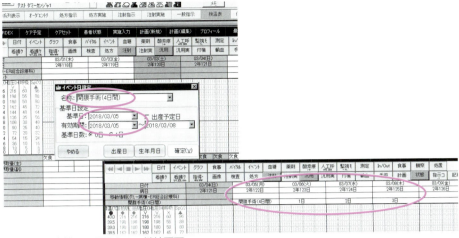

図2-15　病棟での電子カルテ継続画面

2　正確な評価のための監査

　C項目の監査方法は、自己監査と外部監査の2種類がある。

　自己監査は、それぞれの施設で監査システムを構築し、すべての「看護必要度」の監査を行うことである。当院では、手術後はICU病棟へ入室する事例が多いため、評価発生日の間違いや評価日の間違い、評価忘れなど発生する割合が高い。そのため、1次監査(自己チェック)、2次監査(評価者チェック)を終えた後、3次監査として、手術などが発生した起点日から正確な評価ができているかを経時的に監査をしている。

　たとえば、外科系病棟の退院患者の病歴日(入院～退院まで)の「看護必要度」を一覧にすると、入院日から評価が確実に行われているかが、一目瞭然でわかる(図2-16)。誤っている評価は、以下のようなものがある。

《誤った評価》
①手術室、検査室などで発生源入力はされているが、ICU病棟で継続されていない(過少評価)。
②病棟での評価を行う際に起点日を誤っていて、ICU病棟などから一般病棟へ転棟した時点を評価1日目として評価している(過大評価)。
③一般病棟での評価期間の途中で途切れている。または、期間途中で評価していない日がある(過少評価)。

　「看護必要度」は、時間を追って患者の状態を確認できることから、退院時にデータを経時的に追って評価を確認し、カルテ内容を確認することで評価の矛盾が明らかにできる。当院のような術後ベッド管理を行っている場合は、内部監査の方法に組み入れることにより、評価や記録の正確性が増す。また、正確な評価という視点のみでなく、「看護必要度」がもつ患者の状態や看護ケア介入の実態が可視化できることから、このデータをもとに、看護介入についての評価の検討ができている。

2018/3/5 12:01

入院期間　2016/6/22 ～ 2016/7/5

一般病棟用の重症度・看護必要度に係る評価票

200003561 植田　定和

評価視点		配点			06/22	06/23	06/24	06/25	06/26	06/27	06/28	06/29	06/30	07/01	07/02	07/03	07/04								
・A得点2点以上かつB得点3点以上 ・A得点3点以上 ・C得点1点以上		評価病棟			9階東病棟	階東病棟	GHCU	階西病	階西病	階西病	階西病	階西病	階西病	階西病	階西病	階西病	階西病棟								
		病室			916	916	351	1134	1134	1134	1134	1134	1134	1134	1134	1134	1134								
A	モニタリング及び処置等	0点	1点	2点	1	2	3	4	5	6	7	8	9	10	11	12	13								
1	創傷処置	なし	あり				1	1	1	1	1	1	1	1											
2	呼吸ケア	なし	あり																						
3	点滴ライン同時3本以上の管理	なし	あり																						
4	心電図モニターの管理	なし	あり				1	1	1	1	1	1													
5	シリンジポンプの管理	なし	あり																						
6	輸血や血液製剤の管理	なし	あり																						
7	専門的な治療・処置 ① 抗悪性腫瘍剤の使用（注射剤のみ）、 ② 抗悪性腫瘍剤の内服の管理、 ③ 麻薬の使用（注射剤のみ）、 ④ 麻薬の内服、貼付、坐剤の管理、 ⑤ 放射線治療、⑥ 免疫抑制剤の管理、 ⑦ 昇圧剤の使用（注射剤のみ）、 ⑧ 抗不整脈剤の使用（注射剤のみ）、 ⑨ 抗血栓塞栓薬の持続点滴の使用、 ⑩ ドレナージの管理、 ⑪ 無菌治療室での治療	なし		あり			2	2	2	2	2	2													
8	救急搬送後の入院	なし		あり																					
	A　得　点				0	0	4	4	4	4	4	4	1	1	0	0	0	0	0	0	0	0	0	0	0
B	患者の状況等	0点	1点	2点																					
9	寝返り	できる	何かにつかまればできる	できない			2	2	1	1	1	1													
10	移乗	介助なし	一部介助	全介助			2	1	1	1	1														
11	口腔清潔	介助なし	介助あり				1	1	1	1	1														
12	食事摂取	介助なし	一部介助	全介助																					
13	衣服の着脱	介助なし	一部介助	全介助			2	2	2	2	2														
14	診療・療養上の指示が通じる	はい	いいえ																						
15	危険行動	ない		ある																					
	B　得　点				0	0	7	6	5	5	5	1	0	0	0	0	0	0	0	0	0	0	0	0	0
C	手術等の医学的状況	0点	1点																						
16	開頭手術（7日間）	なし	あり																						
17	開胸手術（7日間）	なし	あり																						
18	開腹手術（5日間）	なし	あり				1	1	1	1	1														
19	骨の手術（5日間）	なし	あり																						
20	胸腔鏡・腹腔鏡手術（3日間）	なし	あり																						
21	全身麻酔・脊椎麻酔の手術（2日間）	なし	あり																						
22	救命等に係る内科的治療（2日間） ① 経皮的血管内治療、 ② 経皮的心筋焼灼術等の治療、 ③ 侵襲的な消化器治療	なし	あり																						
	C　得　点				0	0	1	1	1	1	1	0	0	0	0	0	0	0	0	0	0	0	0	0	0
	評　価　者　（サイン）				池村恵	藤浦裕	高橋美	中川さ	吉見朋	吉見朋	吉見朋	吉見朋	吉見朋	吉見朋	吉見朋	吉見朋	吉見朋								

1/1

図2-16　経時的監査画面

※開腹手術については2016年評価で記載

外部監査は、医事請求内容との突き合わせであり、その方法は２通りある。実施した翌日に医事課が手術実施内容から「看護必要度」の評価ができているか確認する方法と医事請求が確定後、一定の期間を決定し、医事請求内容とＨファイル（「看護必要度」データ）のＣ項目データを突合し、整合性を確認する方法である。

いずれも、請求内容とＨファイルの矛盾点を確認できる。突合した場合に起こる内容は以下のようなものがある。

①Ｈファイルにはあるが、医事請求にはない（過大評価）。起点日の間違いや評価期日の間違いなどで、評価期日以外の評価がされている。

②医事請求にはあるが、Ｈファイルにはない（過小評価）。部門連携が不十分で、評価ルールのいずれかのルートで滞ってしまったことにより、評価がされていない。ただし、麻酔の請求や手術請求の微妙な調整などで、完全に一致することが不可能な場合もある。

当院では、後者の方法を取り入れており、医事課を中心としたチームで、診療報酬請求が確定したEF統合ファイル３か月のデータと同時期のＨファイルを突合し、不一致となった原因を議論している。Ｃ項目における外部監査は、できる限り一致に近づけるために、不一致になった理由が何であるかを、医師、医事課、看護師で確認し、チームで問題点を共有し、解決策を講じて行くことが重要であり、それが正確な評価へつながっていく。

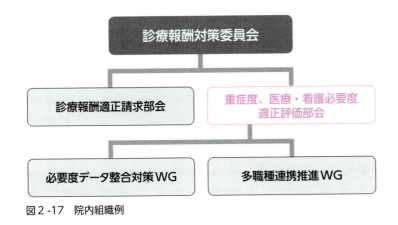

図2-17　院内組織例

3 正確な評価のための組織で取り組む仕組みつくり

　2016(平成28)年度診療報酬改定後、チームによる「看護必要度」の評価ができることとなった。また、今までにない診療報酬と密接に関連したC項目が入ることにより、正確な評価には多職種連携が必須となった。

　2016年10月から「看護必要度」をHファイルとして報告しているが、EF統合ファイルとHファイルは、今後、急性期医療を評価するための重要なデータとなる。2018(平成30)年度診療報酬改定では、現行の「一般病棟用の重症度、医療・看護必要度」を用いた「一般病棟用の重症度、医療・看護必要度Ⅰ」と、診療実績データを用いた評価を用いた「一般病棟用の重症度、医療・看護必要度Ⅱ」のいずれかを選択し、「看護必要度」を評価することとなった。

　EF統合ファイルとHファイルを用いて「患者の状況を評価する」動きは加速されることが予測され、急性期医療、回復期医療、慢性期医療の結果(outcome)評価に繋がってくると考えられる。したがって、臨床における患者の実態を正しく評価することが一層求められる。

　「看護必要度」の評価は、"看護部が行う"ものとしての位置づけではなく、"病院が行う"こととしての位置づけに変化しており、経営の重要課題として組織での取り組みが必要である。

　当院では、診療報酬請求委員会のなかに、「看護必要度」適正評価部会を設置し、病院のなかで「看護必要度」が正しく評価されるため取り組みを行っている(図2-17)。今後、多職種で協働しながら評価をすることがさらに求められ、そのなかで発生した評価、記録システム、連携の問題などを組織的に解決していくことが必要である。

引用文献
1) 筒井孝子：「看護必要度」評価者のための学習ノート、第3版、p.81、日本看護協会出版会、2016

参考文献
1) 田中彰子、筒井孝子監修、看護Wise Clipper回答者チーム編：看護必要度Q&A、第2版、オーム社、2016

2 小倉記念病院の取り組み

1 はじめに

　看護必要度が一般病棟入院基本料の算定要件として本格導入され、10年が経過した。また、2014（平成26）年度の診療報酬改定では、これまでの「重症度、看護必要度」の名称が「重症度、医療・看護必要度」（以下、「看護必要度」）に変更され、評価項目も大きく見直された。これにより2025年に向けた医療機能の再編に向けて病院・病床の機能分化はさらに進められていくであろう。

　2016（平成28）年度の診療報酬改定では、B項目が、ICU・HCU・一般病棟の共通指標となり、各項目の配点や基準値の変更、C項目が新設された。また多職種の評価が可能となり、「看護必要度」は、多くの医療従事者が関与することになった。今後は評価の精度を向上させ、これを管理していくことが望まれている。さらに2018（平成30）年度の改定では新たに診療実績データによる評価も加わり、今後の行方が注目されるところである。

　「看護必要度」が診療報酬に組み込まれ、あるべき姿に変換するための1つのツールになったことは、これまで以上に看護への責任と期待を担うことになる。それに応えるためには、行なった行為を正確に記録に残し、正当に評価することが重要である。

　小倉記念病院（以下、当院）では2007（平成19）年度より「看護必要度」の評価精度を管理するために組織的な取り組みを行ってきたが、これは、評価精度の向上に重点を置いた活動から、評価と記録の整合性に主眼を置いた活動へと変化してきている。

　今回は、当院における「看護必要度」の評価にかかわる取り組みと評価結果を監査するための体制について紹介する。

2 当院の概要

　当院は北九州市に位置する656床の急性期病院である。看護師数804名（パート含む）、看護助手は62名で入院基本料7対1、急性期看護補助体制加算25対1の届出を行なっている。一般病棟7対1入院基本料の対象となる病床数は591床、そのほかに特定集中治療室管理料1の対象病床が20床、ハイケアユニット入院医療管理料1の対象としてはCCU20床、脳卒中ケアユニット入院医療管理料と算定しているSCUが15床と、ユニットが多いのが特徴である。集中治療室が多い分、看護師がそれらの病棟に多く配置されている現状である。

　2017（平成29）年度の病床稼働率は88.3％、平均在院日数10.7日で一般病棟の重症患者の割合は30.9％であった。

3 「看護必要度」に関する体制の整備

　当院では、2006（平成18）年度の診療報酬改定に伴い、4月より7対1入院基本料の届出を行なった。このころから、将来的に「看護必要度」が診療報酬の要件に組み

込まれることを鑑みて、のちに第1号の院内講師となる看護管理者が、「看護必要度」の院外研修を受講し、その内容を業務改善委員会で詳細に検討した。2007（平成19）年度より、まずは看護管理者を対象に「看護必要度」の院内研修を開始し、徐々に対象者を拡大した。

　2008（平成20）年度には独立した委員会として「看護必要度」委員会を設立。コアメンバーの他に各病棟からリンクナース1名を選出し、現場への周知と実践的活動ができる体制を整えた（図2-18）。また、この頃から「看護必要度」の理解と評価精度の向上を目的に、全看護職員に対し年1回の「看護必要度」院内研修参加を義務づけた。研修は事前申し込み制とし、一般の研修よりも厳格なかたちをとった。研修の内容は、診療報酬における7対1の考え方、看護必要度の定義の具体的説明、その後のテストまでを1クールとし、テスト合格者に修了証を発行。この修了証を受けた看護師のみが日々の「看護必要度」評価ができる仕組みにした。

　その後、蓄積された問題をベースに「看護必要度」テスト集を作成。その中から病棟単位で定期的にテストを実施し、正答率の低い項目に対して定義を再確認するなど評価精度の向上に努めた。

　2009（平成21）年度には電子カルテが導入され、「記録と評価の整合性」を重点課題に、ITシステム委員会や記録検討委員会と協働し、電子カルテの機能性や利便性、記録としての妥当性を踏まえ、詳細に記録の内容を検討した。

　同時にeラーニングを導入し、各部署における継続的な「看護必要度」の教育を行なうことで、「看護必要度」に対する意識を根づかせるようにした。その結果、自主的に院外研修を受講する看護師が年々増加していった。

　途中、看護部の自治会が教育支援として特定の院外研修の受講費をサポートしたこともあり、現在では院外研修修了者は360名を超え、最も多い部署では32名中25名が院外研修修了証を取得している。院外研修受講者が多い部署では「看護必要度」に関して意識が高く、毎月の病棟会で「看護必要度」のテストを実施したりワンポイントレクチャーを行うなど、部署全体で他部署の手本となるような前向きな取り組みが行なわれている。

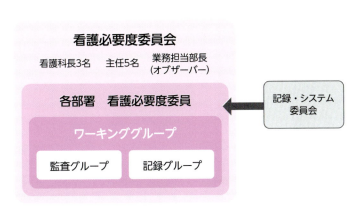

図2-18　看護必要度委員会組織図

また、それまで一般病棟では一般病棟項目しか評価していなかったが、2010（平成22）年度からは、全病棟で一般病棟項目と合わせてHCU項目も評価することにした。このことによって、データの活用が容易になり、患者の「看護必要度」はより可視化された。

　2011（平成23）年度からは、「看護必要度」のワーキンググループを、記録グループと監査グループに分け、実践的な活動ができる体制を整えた。主な活動内容として、記録グループでは、B項目記載基準およびB項目記録例の作成や、電子カルテにおける利用者単語登録（後述）の推奨例の作成、看護指示の入力例の作成など、カルテに記録をどう残すべきか、ということを重点的に検討し、委員会をとおして各部署に周知させた。一方の監査グループは、「看護必要度」監査基準および監査表の作成、各部署への監査結果および問題点・改善策一覧の配付などを主な活動とし、「看護必要度」監査の定着化を図った。

4 「看護必要度」記録の統一をめざして

　当院は2009（平成21）年度より電子カルテシステム（富士通EGMAIN-GX）を導入した。看護記録の記載としては、経時記録・経過記録・評価記録などの記録を行なう「SOAP＆フォーカス」（図2-19）、体温表や観察記録を行なう「経過表」（図2-20）、指示内容を実施入力することで記録に反映される「看護指示・実施記録」（図2-21）、その他看護サマリーや看護プロファイルなどで構成されている。

　「看護必要度」の証拠となる記録について、A項目の記録は、その内容が経過表に記載されているため確認しやすい状況だが、一方のB項目の記録は、各部署、個人に任されており、評価の根拠となる記録が記載されていない現状も散見された。

　2010（平成22）年度、全部署の看護師を対象にB項目の記録についてのアンケート

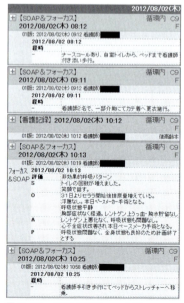

図2-19　SOAP＆フォーカス

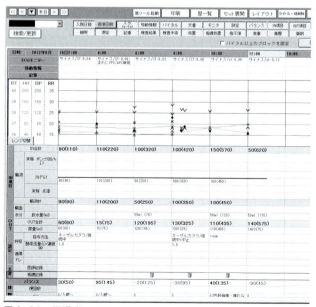

図2-20　経過表

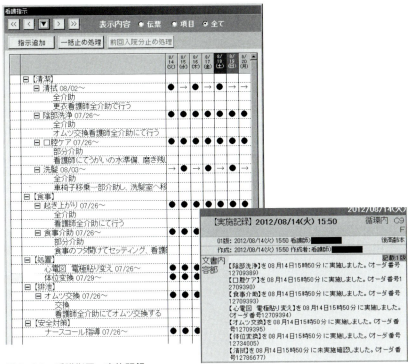

図2-21 看護指示・実施記録

調査を行なったところ、どの項目においても個人によって記載されている箇所がバラバラで、「記録なし」と答える看護師も多く（図2-22）、B項目についての検討が必要となった。そこで、「看護必要度」委員会、記録検討委員会、ITシステム委員会が合同で委員会を開催し、スタッフに記録の重要性を再認識させることを目的に、全スタッフに対して「看護記録と必要度」というテーマで研修会を開催した。

その後、2011（平成23）年度に記録検討委員と「看護必要度」委員に対し、B項目の記録についてカルテのどの部分に記載されているかの現状調査を行なった。その結果、

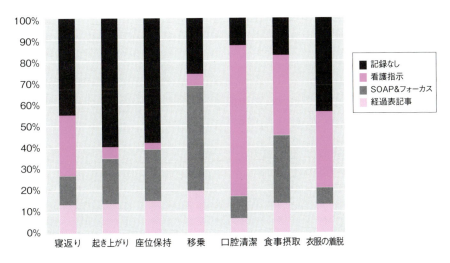

図2-22 2010（平成22）年度B項目アンケート結果

同じ部署でも記録検討委員と「看護必要度」委員の見解には若干の相違があることがわかった。これはB項目の記録ルールが不明確であることが原因と考えられた。また、「記録なし」は前年度に比べて減少したものの、HCU項目の内容に「記録なし」が多く、これらについて対策を講じる必要性を感じた。

さらに、B項目の記録の記載方法に関して、SOAP＆フォーカスに記載したほうがよいのか、看護指示の実施記録にするのかを調査したところ、項目ごとに（図2-23）のような結果が得られた。これらの結果をもとに、できるだけ効率よく負担の少ない方法で対応することなどをめざし、ITシステム委員会の協力を得ながらB項目の記載基準を作成した（表2-15）。

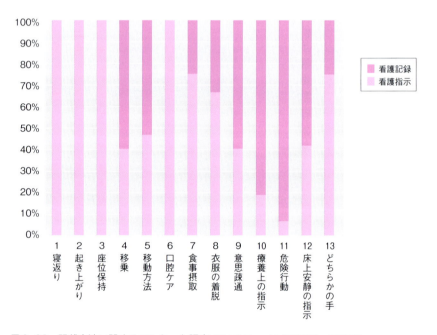

図2-23　記載方法に関するアンケート調査〔SOAP＆フォーカス（看護記録）vs 看護指示〕

表2-15　「看護必要度」B項目記載基準

項目	掲載場所	備考
寝返り	看護指示	
起き上がり	看護指示	
座位保持	看護指示	
移乗	SOAP＆フォーカス	単語登録を行い負担の少ない方法で対応する
移動方法	SOAP＆フォーカス	単語登録を行い負担の少ない方法で対応する
口腔ケア	看護指示	
食事摂取	看護指示	
衣服の着脱	看護指示	
意思疎通	SOAP＆フォーカス	単語登録を行い負担の少ない方法で対応する
療養上の指示	SOAP＆フォーカス	単語登録を行い負担の少ない方法で対応する
危険行動	SOAP＆フォーカス	単語登録を行い負担の少ない方法で対応する
床上安静の指示	医師の指示	
どちらかの手	SOAP＆フォーカス	上げれない患者のみ記載する。MMT記載も可

（小倉記念病院「看護必要度委員会」）

また、記録効率を上げるための単語登録やB項目の記録記載例などを作成し、委員会をとおして全部署に周知させた。単語登録とは、パソコンや電子カルテの便利機能で、よく使う用語を利用者ごとに登録することであり、最大60文字の文言をスムーズに変換できる。たとえば循環器病棟の看護師であれば「かて」と入力し、変換すると「カテ室よりストレッチャーにて帰室。看護師全介助でベッドへ移動する」と記録される（表2-16）。これらの便利機能を駆使しながら患者の状態がわかる記録コメントを追加することで記録にかかる時間を短縮し、負担を軽減する工夫がされている。

さらに、SOAP＆フォーカスに記録する際のB項目の記録例（図2-24）を作成し、参考資料として活用した。これらを継続することで、「看護必要度」の評価を意識した記録が当たり前に行われるようになった（図2-25）。

「看護必要度」の記録についての留意すべき点を以下にまとめる。1つ目は自施設の「看護必要度」の記録の現状を知ること、2つ目は「看護必要度」記録をどのように記録に残すのか院内で基準を決めること、3つ目として、できるだけ負担が少なく効率のよい記録方法を考えること、である。そして、記録内容については定期的に監査を行うことが大切である。これらを効果的に行うことで、「看護必要度」記録に関する苦手意識は多少なりとも克服できるのではないかと考える。

表2-16　登録単語一覧入力例（必要度項目）

読み	語句
かて	カテ室よりストレッチャーで帰室。看護師全介助でベッドへ移動する。
	カテ室より車いすにて帰室。看護師見守りでベッドへ移乗する。
	カテ室より徒歩で看護師付き添いで帰室する。
しゅじゅつ	手術室よりストレッチャーで帰室。看護師全介助でベッドへ移動する。
	手術室より車いすにて帰室。看護師見守りでベッドへ移乗する。
そうぶ	創部包交Dr○○施行、看護師○○介助
あっぱ	圧迫除去Dr○○施行、看護師○○介助
しょく	食事 温め配膳する。
	食事 食べやすいようセッティングを行う。
	看護師見守りで食事を行う。
	果物の皮をむく。
かてぎ	看護師一部介助でカテ着に着替える。
	看護師全介助でカテ着に着替える。
C	C-PAP看護師介助で装着する。
きゅう	吸引施行する。
はみが	歯磨き後、磨き残しの確認を行う。
	歯磨きのため、洗面台まで車いすで移動する。
といれ	看護師見守りで車いすへ移乗しトイレまで移動する。
	トイレまで看護師付き添い移動する。
	トイレ時ズボンの上げ下げ看護師介助で行う。
ねがえり	看護師介助にて寝返り施行する。
	本人にてベッド柵に手をつかまらせ、寝返り施行する。
おきあがり	看護師介助にて、起き上がる。
	看護師一部介助にて、起き上がる。
	看護師にてベッドコントローラー操作し、ベッドギャッチアップする。

（H23年　C9F　必要度委員）

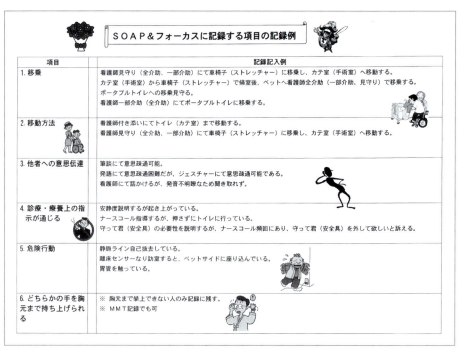

図2-24　SOAP＆フォーカスに記録する綱目の記録例

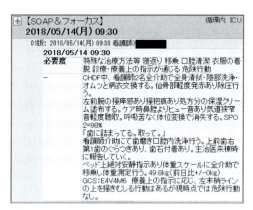

図2-25　SOAP&フォーカス

5 「看護必要度」の監査について

「看護必要度」の監査には3種類がある。1つ目は『日々の「看護必要度」評価がなされているかどうか』である。2つ目は「患者の状態と評価が合致しているか否か」であり、3つ目は『「看護必要度」評価と記録の整合性』の監査となる。これら3種類の監査の当院における実際について紹介する。

1)「日々の看護必要度評価がなされているかどうか」

まず、1つ目の監査は、日勤で勤務する病棟主任が、前日の「看護必要度評価」画面の評価日時を確認するという形式監査を行っている。

電子カルテの機能として前日評価をそのまま反映させるという利点がある一方、内容の見直しがなされなければ誤った評価を入力してしまうという問題がある。この形

式監査をおこなうことで、日々の評価が確実に行われるようになった。

2)「患者の状態と評価が合致しているか否か」

次に、「患者の状態と評価が合致しているか否か」の監査である。この点に関しても患者の状態を把握している病棟主任が、いつもと違う患者の状態に合わせて実施された医療行為（イベント情報）を中心に、それらが記録に残り、かつ適切に評価に反映されているか否かのポイント監査を行うようにした。イベント情報とは、たとえば手術や侵襲的治療後、心室性期外収縮など不整脈の出現に対する抗不整脈薬の投与、輸血の施行などである。このことで評価の漏れがなくなり誤った評価をすることは少なくなった。

また、当院では病棟受け持ちチームごとの「看護必要度」評価表ファイルを用い、電子カルテに入力する前に、まずはそれに評価を記載するようにしている（図2-26）。

評価表は2週間分記入ができるように構成されており、前日の評価を確認しながら日々の評価を行うようなしくみとなっている。さらに備考も活用しており、たとえば危険行動があり、それに対する策を講じていれば1週間分の評価ができるので、「何月何日まで評価可」とするなどの工夫をしている。

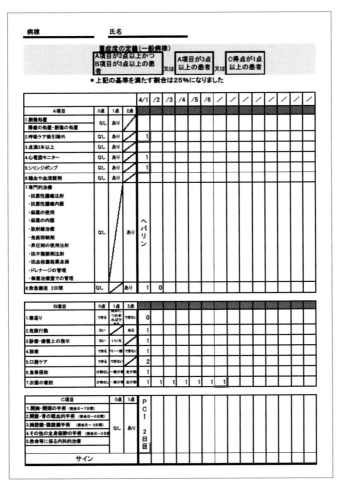

図2-26 「看護必要度」評価表ファイル

3）「看護必要度」評価と記録の整合性

　7対1入院基本料の施設基準を一部抜粋すると、『実際に患者の「看護必要度」が正確に測定されているか院内で検証を行う』とある。評価の妥当性は「記録」でしか検証できない。「看護必要度」委員会では、3つ目の監査として「記録と評価の整合性」について検討を重ね、次のように体制を整えた。

　まず、監査にあたり、監査活動基準を作成し、その目的を「各病棟における「看護必要度」の記録・評価に対する実情を把握し、正しい評価が実施されるよう指導・教育を行なう」とした。また、監査内容はA項目・B項目の記録と評価点数との整合性とした。

　監査方法は、各病棟の「看護必要度」委員が電子カルテ上で週2回、後述する監査表を用いて基準超え患者の無作為監査を行うというものである。監査結果は各病棟の委員が評価者にフィードバックするとともに、グラフ化し、問題点・改善策を記載した上で委員会および看護科長会を通して報告することとした。

　次に、「看護必要度」監査表を作成した（図2-27）。監査表には患者名・疾患・評価日時・入院日数・などの患者情報と評価した看護師名・経験年数・病棟経験年数などの評価者情報を基本情報として記載。次に、監査表部分には先に述べた「看護必要度」監査表のファイルからA項目とB項目の実際の評価を記入。その後、監査者が実際の記録から再評価することで、点数のついた有事象項目が記録に記載されているか否か、評価と記録の整合性を監査する。

　監査評価基準は、A問題なし、B記録なし（B1医師の指示なし、B2記録なし、B3看護指示なし、B4付帯条件なし、B5ポンプの記載なし、B6看護指示の未実施）、C評価が違う、D評価・記録が実際と違う、と設定し、それを点数化しグラフにした。

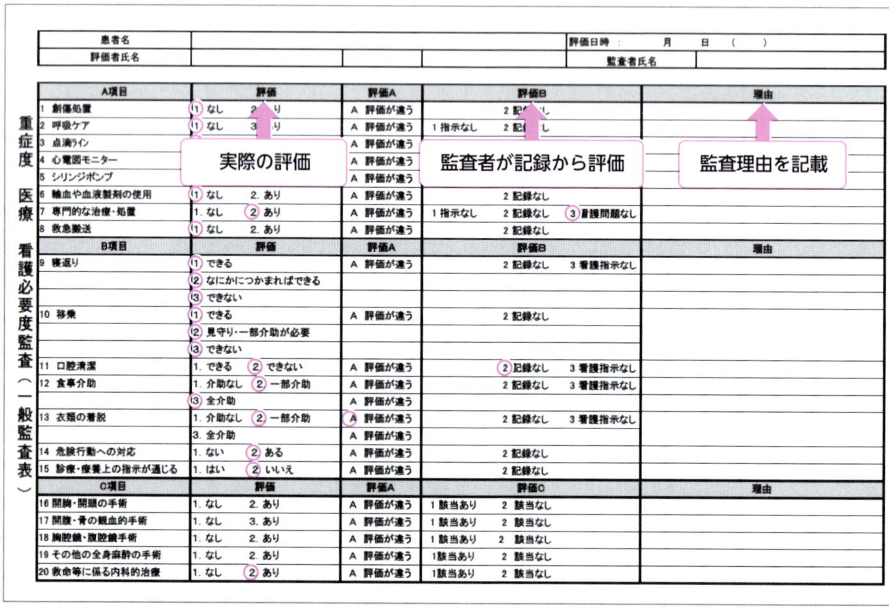

図2-27　「看護必要度」監査表

図2-28、図2-29は、1つの部署の監査結果グラフである。A項目の監査結果（図2-28）では「創傷処置」で記録がないものが2件、「呼吸ケア」「点滴同時3本以上」「心電図モニター」「専門的治療」で看護指示の未実施が1件、「輸液ポンプ」の記載なしが1件という見方をする。

B項目の監査結果（図2-29）では、「寝返り」では看護指示がないものが3件、評価が違うものが1件、「起き上がり」の項目では、記載なし、付帯条件なし、評価が違うがそれぞれ1件、「座位保持」では、看護指示なし、記録なしが1件ずつ、という具合になる。件数が多いほど、評価と記録の整合性がないことになり、グラフで示すと高い棒グラフになる。

A項目

	創傷処置	血圧	時間尿	呼吸器ケア	点滴	モニター	輸液ポンプ	輸血・血液製剤	専門的治療・処置
C 評価が違う	0	0	0	1	1	1	0	0	0
B6看護指示の未実施	0	0	0	0	0	0	0	0	0
B5ポンプの記載なし	0	0	0	0	0	0	1	0	0
B4付帯条件なし	0	0	0	0	0	0	0	0	0
B3看護指示なし	0	0	0	0	0	0	0	0	0
B2記録なし	2	0	0	0	0	0	0	0	0
B1医師の指示なし	0	0	0	0	0	0	0	0	0

図2-28　A項目の監査結果

B項目

	寝返り	起き上がり	座位保持	移乗	口腔清潔	食事摂取	衣服の着脱
C 評価が違う	1	1	0	2	0	0	0
B6看護指示の未実施	0	0	0	0	0	0	0
B5ポンプの記載なし	0	0	0	0	0	0	0
B4付帯条件なし	0	1	0	1	1	0	0
B3看護指示なし	3	0	1	0	0	1	1
B2記録なし	0	1	1	1	0	1	1
B1医師の指示なし	0	0	0	0	0	0	0

図2-29　B項目の監査結果

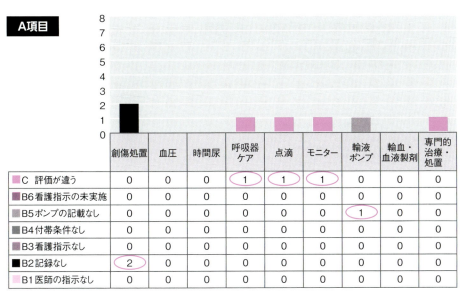

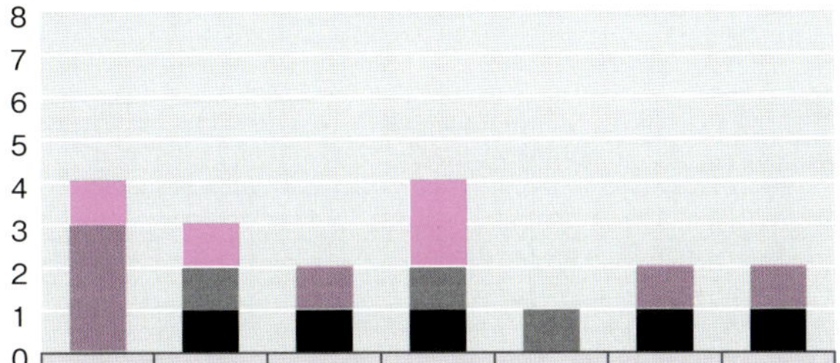

C項目に関しては、まず正しく評価するための仕組みをつくることが重要である。当院では医事課の協力で各診療科におけるC項目の治療内容とDPCのKコードを記入した「C項目一覧表」(図2 -30)を作成し全部署に配布、周知を図った。また、C項目の治療を行った場合、発生源である手術室やカテーテル検査室の看護師が医師に内容を確認し、電子カルテに記載し、病棟の看護師がそれをもとに評価する体制とした。C項目の監査では各病棟ごとの「看護必要度」明細データと医事課の患者データをAcsessで突合させ集計を行い、問題があると思われるデータを各部署へフィードバックしている(図2 -31)。

評価日数	定義 ポイント	Kコード	NS	Kコード	TS
7日間	開頭手術 ・開頭手術は、開頭により頭蓋内に達する方法により手術が行われた場合に評価。 ・穿頭および内視鏡下に行われた手術は含めない	K177$ K169$ K164$ K149$ K172 K6101 K160-2 ?	クリッピング 脳腫瘍摘出術 開頭血腫除去術 外内減圧 AVM STA-MCA吻合術 神経血管減圧術 後頭下開頭		
	開胸手術 ・開胸手術は胸壁を切開し胸腔に達する方法により手術が行われた場合に評価 (胸骨正中切開により縦隔に達するものを含む) ・胸腔鏡下に行われた手術は含めない			K552-2 K555$ K560-2$ K5601ロ K5604 K5605 K574$ K576$	A-Cバイパス 弁置換 Arch Bentall 下行大動脈人工血管置換術 胸腹部解離性大動脈瘤根治術 ASD VSD
4日間	開腹手術 ・開腹手術は、腹壁を切開し腹腔・骨盤腔内の臓器に達する方法により手術が行われた場合に評価する ・腹腔鏡下に行われた手術は含まない (腹膜を切開せず腹腔・骨盤腔または後腹膜腔の臓器に達する場合は含まない)			K5607	AAA
5日間	骨の手術 ・骨の手術は、骨切り若しくは骨の切除・移植を要する手術、関節置換、骨頭挿入に係る手術、下肢・骨盤の骨接合に係る手術、脊椎固定に係る手術または、悪性腫瘍に係る手術が行われた場合に評価 (指(手・足)の手術は除く) ・筋膜移植、腱切除、腱滑膜切除、アキレス腱断裂手術、関節鏡手術のどは含まな ・アブミ骨摘出術、頭頸部の骨の切除、移植を要する場合は含まれる ・非観血的骨折整復術は含まない 抜釘術は含まない				

図2 -30 平成30年重症度、医療・看護必要度 C項目リスト(一部抜粋)

月	病棟名称	患者ID	開頭7	開胸7	開腹5	骨5	胸腹腔3	全麻2	救命2	C合計1	1	2	3												15	16	17	18	19	20	21	22	23	24	25	26	27	28	29	30	31
5	10F	4858016	0	0	0	0	0	0	1	2																		1	1	1											
5	11F	1132380	0	0	0	0	0	1	0	0														1	1																
5	11F	4711193	0	0	0	0	0	1	0	2											1	1	1																		
5	5F	2572051	0	0	1	0	0	0	0	5																		1	1	1	1	1	1								
5	5F	2572051	0	0	1	0	0	1	0	1																															2
5	5F	4570392	0	0	1	0	0	0	0	5	1	1	1	1	1	1																									
5	6F	5875076	1	0	0	0	0	0	0	0	1	1	1	1	1	1	1	1																							
5	8F	5879201	0	0	0	0	0	1	0	2										1	1	1																			
5	8F	5883279	0	0	0	1	0	1	0	1											2																				
5	9F	117287	0	0	0	0	0	0	1	2		1	1	1	1	1	1												1	1											
5	9F	551476	0	0	1	1	0	0	0	1										2																					
5	9F	3848218	0	0	1	0	0	1	0	1												2																			
5	9F	4826646	0	0	0	0	0	1	0	2																			1	1	1										
5	9F	5808920	0	0	1	0	1	0	0	1											2																				
5	9F	5854187	0	0	1	0	0	1	0	1											2																				
5	9F	5872224	0	0	0	0	1	0	0	3																								1	1	1	1	1			
5	C5F	5862087	0	0	0	0	0	0	1	3																	1	1													
5	C6F	270056	0	0	1	0	0	1	0	2										2																					
5	C6F	5173415	0	1	0	0	0	1	0																																
5	C6F	5885840	0	1	1	0	0	0	0																		2														
5	C7F	5264708	0	0	0	1	0	1	0															2																	
5	C8F	2361864	0	0	0	0	0	0	1																						1	1	1								
5	C8F	2956851	0	0	0	0	0	0	1	4		1	1	1	1																										
5	C8F	4244655	0	0	0	0	0	0	1	3																1	1	1													
5	C8F	5795219	0	0	0	0	0	0	1	4											1	1	1	1																	
5	C8F	5857946	1	1	1	1	1	1	1	7																							7								
5	C9F	1294396	0	0	0	0	0	0	1	3		1	1	1																											
5	C9F	2858609	0	0	0	0	0	0	1	3						1	1	1																							
5	C9F	4787758	0	1	0	0	0	1	1	3			3																												

脳外科病棟で
8日間1点にチェック

不整脈病棟で
アブレーションに3日間チェック

循環器病棟(虚血)で
1日に7点チェック

図2 -31 各病棟ごとの「看護必要度」明細データ

6 問題点だけでなく改善策も提示

　これらの監査結果から、各病棟の委員が問題点を分析し、具体的な改善策まで立案して委員会で報告するようにした。例として、ある病棟の監査結果から分析した問題点と改善策を示す。問題点は、以下のようなものであった。

> 　創傷処置は実施されているが看護師介助の記録が抜けている。酸素オフやモニターオフになっているのに、呼吸ケアやモニター装着がとられていた。J-VACドレーン挿入中の患者の専門的治療がとられていなかった。患者の状態に合った看護指示が入力されていなかった。実施入力が14時以降に入力されていた。A項目・B項目ともに状態の変化に合った必要度が入力できていなかった。

これに対する改善策は、以下のようなものであった。

> 　なされた処置は記録をしていく。実際に行なわれていることとそうでないことを記録で確認して、「看護必要度」評価を行なうように説明する。患者の状態に合った看護指示の入力ができるように説明するとともに、看護指示の見直しを行ない、付帯条件の付け加えを行なう。6月にスタッフ全員にeラーニングのテストを行なう。

としている。他にも、

> 　問題点、A項目・B項目ともに「評価が違う」項目があり、定義の理解不十分が原因と考える。「看護必要度」を意識した記録になっているか、記録に振り返って評価しているか、曖昧な点もある。特殊な治療の薬品名を把握できていない。

その対策として、

> 　病棟会で自部署の弱点に絞ったテストを施行。記録の書き方について、委員会で配布された資料をもとに説明を行う。2か月に1回、eラーニングで自己学習を行わせる。

など病棟の「看護必要度」委員が自部署の問題点を分析し、具体的な改善策を立案、実施することで、実践的な取り組みにつながっている。図2-32はこれらの対策の一環として作成された「専門的治療・処置」に関する一覧表である。全病棟の各チームに配布し、評価の参考資料として役立てている。

　また、これらの監査結果を全病棟一覧にし、委員会だけではなく、看護科長会で報告することで、他部署の取り組みなどが可視化され、他部署と比較した自部署の現状を把握することができ、切磋琢磨しながら各病棟が課題に取り組むようになった。

　さらに、工夫を凝らした監査として、経験年数別や管理職対象のターゲット監査を行なっているほか、他部署監査と自部署監査の結果の比較など、監査の精度についても検討するようになった。

図2-32 「専門的な治療・処置」に関する一覧表

　2011（平成23）年度と2012（平成24）年度の1か月分の監査結果を比較してみると、A項目で36点と最も高かった病棟が、1年後の結果では1点まで改善した。B項目でも同様に39点の病棟が1年後には12点と改善しており、A項目、B項目ともに全病棟で改善がみられた（図2-33、2-34）。

　これは監査を継続し、監査結果を評価者に直接フィードバックすることで、「看護必要度」記録に対する認識が全体的に高まったことと、病棟の「看護必要度」委員の実践的取り組みの効果であると考える。

　監査結果は、図2-28、2-29のように、データを入力すると自動でグラフが作成されるようになっている。これは、パソコンが得意な「看護必要度」委員が作成したオリジナルのものである。このように、監査の負担をできるだけ減らすことも、監査の継続性が保たれている要因である。

　以上のことより、「看護必要度」の監査を継続させることで、患者の状態を検証できるようになったことに加え、二次的効果として以下の効果が得られた。

①「看護必要度」評価の精度が高まる。
②「看護必要度」に対する意識が高まる。
③記録に対する意識が高まる。
④特定共同指導などの外部監査に耐えうる。

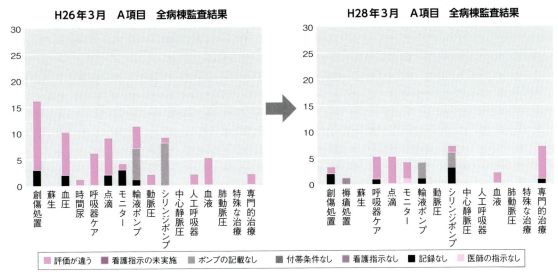

図2-33　A項目監査結果の比較

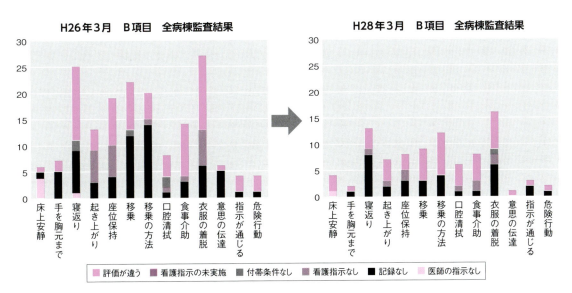

図2-34　B項目監査結果の比較

7 成功の秘訣は、委員会活動

　当院の「看護必要度」委員会の取り組みは、一定の成果をあげていると考える。これは、委員会活動を通してスタッフに動機づけを行ない、モチベーションを刺激したことで生まれてきた成果である。

　委員会を立ち上げるにあたっては、成果責任を十分果たし得る主任をコアメンバーに加えたことや、委員会で定期的にデータを示し病棟委員の活動の成果を伝えたこと、「看護必要度」に関する学会発表を支援したことなど、トップダウンだけではなく、委員に主体性をもたせることに配慮した。これらのことが、高いモチベーションのまま活動を継続できている要因と考える。

「看護必要度」の記録の見直しや監査の実施を、委員会の年度目標に掲げて、ワーキンググループをつくっただけで、主体性をもって活動を行なえる組織体制ができたことは、嬉しいかぎりである。

　現在では、個人の目標管理の上位項目に看護必要度に対する取り組みをあげる委員も多く、委員会活動を通して組織への貢献を果たしているといえる。

　また、必要時には全部署の病棟主任を臨時招集し伝達することで、全部署が同じ温度、速度で課題に取り掛かることできたことも成功の要因であったと考える。

8 おわりに

　看護師が行なった行為を正確に記録に残し、正当に評価することは、提供した看護サービスの経済的な価値を明示するという意味においても重要である。また、正しい評価、記録を行い、継続して監査を行うことは自施設のポジショニングを明確にするうえでも重要な生命線であるといえよう。

　そのようなことを念頭に置きながら、今後は自部署監査、他部署監査も行ない、評価のみならず、監査自体の精度も向上させていきたいと考える。また、「看護必要度」のための記録ではなく、患者の状態と行なった看護がみえる記録へと意識を変えていくことが重要である。

　2018（平成30）年度の診療報酬改定では評価項目も見直された。現状の取り組みを継続させる一方、今後は患者の問題点、計画、実施、記録、評価、監査という一連のケアプロセスをさらに充実させ、「看護必要度」が看護の質の担保につながるような取り組みを行っていきたい。

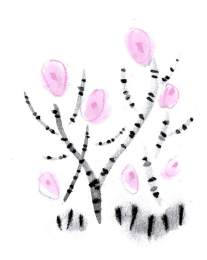

3 筑波メディカルセンター病院の取り組み

1 はじめに

　筑波メディカルセンター病院（以下、当院）では、2007年から「重症度、医療・看護必要度」（以下、「看護必要度」）に関して、「看護必要度」評価入力システムを導入し、評価者訓練の実施を通じて、「看護必要度」評価の精度向上と維持のための体制を整えてきた。

　そのなかでも多くの時間を費やして検討したのが『「看護必要度」評価の根拠となる看護記録をどう書くべきか』であった。看護師は毎日看護記録を記載しているが、看護記録の監査を実施すると、看護実践の一部分しか看護記録は残されていなかった。このため当院では、看護必要度が導入されたことを機会に看護実践における看護記録のあり方を検討し、精度の高い「看護必要度」評価と根拠となる看護記録の記載について活動を継続している。

　ここでは、「看護必要度」の評価における看護記録を定着させたプロセスと看護記録の実際を紹介する。

2 「看護必要度」導入にあたっての準備

　「看護必要度」の導入にあたっては、2007年に看護師長を中心とするプロジェクトチームを発足させ、①評価者訓練の実施、②評価入力システムの導入、③運用マニュアルの作成、④「看護必要度」評価の担保となる看護記録の整備、⑤評価・看護記録の監査体制の整備を実施した。

　まずは、「看護必要度」の評価という新たな業務を、日常の看護業務のなかの1つとして定着させることを目標に取り組んだ。その後運用が安定した時点で、2010年からは「看護記録・看護必要度検討委員会」（以下、委員会）という、看護部門の委員会の1つとして活動している（図2-35）。

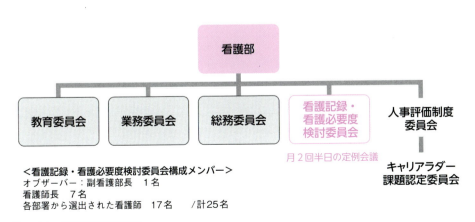

図2-35　看護部門の組織図

3 看護部門の委員会組織

委員会では、「看護の独自性を生かして、正確でわかりやすく医療チームのなかで活用できる看護記録を作成する」ことを目的として活動している。

委員会の構成員は、副看護部長1名（オブザーバー）、看護師長7名および各病棟、外来、手術室から部署代表のスタッフ1名の合計25名で、月に2回、半日の定例会議を開催し、活動している。委員会にはすべての部署から委員が参加しているため、日常の現場での看護記録や「看護必要度」評価に関する問題抽出が容易で、全体の比較や標準化などを検討しやすい環境となっている。

4 評価者訓練の実際

1）新人看護師への集合研修

新人看護師に対する評価者訓練は、知識習得のための講義とビデオ演習による集合研修を年2回実施している。1回目は入職して間もない4月上旬に、看護記録に関する基礎知識について説明する。2回目は、病棟勤務が開始され病棟の先輩看護師による「看護必要度」評価の見学や看護必要度以外の看護記録を実際に行ない始めた6月中旬に行われる。

「看護必要度」の各評価項目の説明、ビデオ演習、そのビデオ映像に基づき患者に提供された看護の看護記録の記載訓練を行なっている。第2回の研修終了後、研修の成果を確認するために、次に述べるeラーニングを1か月間受講し、評価者として育成している。新人看護師はこの研修受講終了後から、病棟において看護必要度の評価と看護記録の記載を行うことができる。

しかし、研修を受けても詳細な評価項目の定義をすべて理解することは困難である。そのため、新人看護師には評価項目の定義を白衣のポケットに常に入れておけるサイズの資料を配布している。新人看護師はこのポケットマニュアルを見ながら、病棟で正確な評価を行うことができ、高評価を得ている。

2）eラーニングの活用

定期的なフォローアップのために、eラーニングを導入し、全病棟の看護師が「看護必要度」評価の精度を維持できるよう学習環境を整備している。看護師は「1か月の受講期間内に20点満点取得」を合格条件として、年に3クール受講することとしている。1か月という受講期間を設けることでメリハリをつけている。

eラーニングは個人の成績がデータ管理できるため、毎月管理者に報告し、看護師の学習サポートや指導、評価に活用されている。集合研修とeラーニングを定期的に実施することは、「看護必要度」評価の精度を維持するために重要である。このように学習を継続することで、正確な評価基準を理解し、「看護必要度」に係る看護記録を正確かつ簡潔に記載することができるようになると考える。

しかし、看護師にとっては継続的に学習する意欲の維持が求められ、20点満点を

取るまでの受講回数が30回を超える看護師もいて、負担感が問題となることがある。そのため委員会では病棟から出席している委員に受講者のサポートを依頼し、病棟全員で受講率、クリア率を向上できるよう働きかけを行っている。

3）院内指導者の育成

　2012（平成24）年度の診療報酬改定から「院内研修は、所定の研修を修了したもの、あるいは評価に習熟したものが行なう研修であることが望ましい。なお、研修は直近の研修とし、院内の研修担当者は、概ね2年以内に関係機関による研修を受けることが望ましい」[1]とあるため、委員会メンバーで院外研修を受講した看護師には修了証を提出してもらい、有効期限を確認しながら研修参加を計画的に実施している。この院外研修に参加することで、新しい情報を得る機会となり、また自分たちが行なっている「看護必要度」評価と看護記録の重要性を再認識する場ともなっている。

　修了証を取得した院内指導者を、各病棟に2～3名配置している。現場で直接看護師への教育を実施し、病棟で「看護必要度」に関する問題が発生した場合には、院外研修で培った知識を活かして委員会内で答えを出し、現場に結果を返していく重要な役割を担っている。

4）運用マニュアルの作成

　「看護必要度」の評価は新人看護師にとって初めてのことであり、研修への参加や、テキストを読んで理解するだけでは、すぐに臨床の場で実施することは困難であった。そのため委員会では、「看護必要度」の評価や看護記録の記載に必要な項目をピックアップし、1冊の運用マニュアルとして各病棟に配付している。

　マニュアルの内容は、①「看護必要度」評価基準一覧表、②褥瘡アセスメントツール、③当院で採用されている専門的な治療・処置の薬剤一覧表、④「看護必要度」システム操作方法となっている。

　診療報酬改定で評価項目の変更などがある場合には、委員会メンバーから病棟での「看護必要度」に係る課題を抽出してもらい、マニュアルに資料を追加している。

　院内指導者がこのマニュアルを活用しOJTを行ない、新人看護師が評価に迷ったときにはすぐにこのマニュアルを見て確認できるように工夫している。

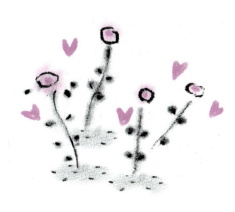

5）「看護必要度」評価の担保となる看護記録の整備

　次に、「看護必要度」に係る看護記録監査を行った。その結果、Ａ項目（モニタリングおよび処置等）に関しては、医師指示書、体温表、経過記録、クリニカルパスに書かれていたが、Ｂ項目（患者の状況等）に関しては、看護記録がほとんど書かれていないことが判明した。

　この結果から、「看護必要度」評価の根拠となる看護記録、とくにＢ項目をどう記載すべきかについて、委員会で多くの時間を費やし検討した。委員会では、「チェックリスト様式にして看護記録の業務負担を軽減する」「看護診断を使用しているのだから、計画を実施した結果を看護記録として記載するべきである」など、さまざまな意見交換がなされた。検討するテーマは『「看護必要度」の根拠となる看護記録をどう書くべきか』ということであったが、同時に、当院で行なわれている看護記録の現状を見直す機会になった。

　検討した結果、当院が採用している看護診断ごとの問題志向型の看護記録では、「看護必要度」に係る看護記録内容が看護問題ごとに分散して書かれており、「看護必要度」の根拠となる看護記録としてわかりづらく、看護師の負担が増えるという課題が提示された。そこで、「看護必要度」に係る看護記録は、図2-36に示したように看護診断の問題ごとの看護記録とは別に、タイトルを「＃看護必要度」と明記して、患者の状態、観察内容、実施したケア、患者の反応を簡潔明瞭に一元化して記載している。

　看護診断に基づく記録も看護必要度の根拠となる記録とし、患者の状況に合わせて記載方法を選んでいる。

6）看護記録をどう「教育」するか

　「看護必要度」評価の根拠となる「看護記録をどう書くべきか」ということが決定した後の、次の課題は「それを看護師にどのように教育するべきか」であった。現場の看護師からは、「今でも記録をするのは業務が終了してからなのに、もっと時間外勤務が増えるのではないか」という声が聞かれた。

　そこで、実際に看護記録に関してどのくらい時間をかけているのか調査したところ、図2-37のような結果となり、患者1人に対して記録に60分かけている看護師がいることも判明した。

　このように個人差が大きいことから、業務整理を行ない看護記録の時間を確保することはもちろん、看護実践を簡潔に書く記述力を教育していくことも重要な課題であると考えた。

　まず、「看護必要度」評価の根拠となる看護記録のあり方について、病棟会を利用し、委員会メンバーが説明する場を設けた。また、病棟の看護師が見本にできるよう、委員会メンバーが自部署で特徴的な疾患や看護を用いた看護記録の事例集を作成し、先に述べた運用マニュアルに入れることにした。そのあとは、各病棟に在籍する院内指導者が中心となり、業務のなかで看護記録の書き方を訓練した。委員会は月2回開催されるため、看護記録に関する問題や課題などについての現場の声を吸い上げ、解決

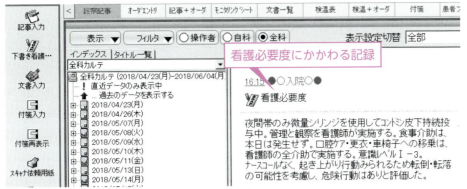

＊看護診断に基づいた記録も、看護必要度の根拠となる記録として用いている。
図2-36　当院における看護必要度記載方法

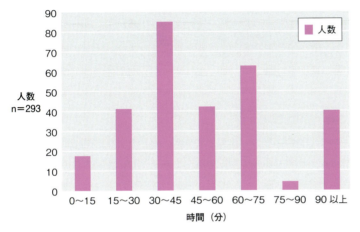

図2-37　看護記録にかかる時間（n＝293）

する時間を設けた。

7）看護記録の事例紹介

当院で実際に書かれている看護記録の1事例を紹介する（表2-17、C項目該当なしとする）。

> **実際に書かれた看護記録**
>
> 疼痛があり寝返りが自力でできず、適宜体位変換を全介助で実施する。ベッド上での起き上がりは自力で可能であるが、時折疼痛の訴えがあり介助が必要になる。座位保持は自力で可能。車いすへの移乗は左麻痺が出てきているため、介助者2名で全介助で実施。食事は嚥下訓練食を看護師の全介助で摂取。口腔ケアはセッティングで行い、仕上げ磨きと片づけを看護師が実施した。（183字）

事例の看護記録を監査すると、寝返りや移乗に介助が必要である理由は書かれているが、どのように介助して患者の反応や状態はどうであったかが書かれていない。この記録を修正すると、次のような記録例となる。

表2-17　事例患者の一般病棟用重症度・看護必要度の評価

A　モニタリング及び処置等	0点	1点	2点
1. 創傷処置	■　なし	□　あり	
2. 呼吸ケア	■　なし	□　あり	
3. 点滴ライン同時3本以上	■　なし	□　あり	
4. 心電図モニターの管理	■　なし	□　あり	
5. シリンジポンプの管理	■　なし	□　あり	
6. 輸血や血液製剤の管理	■　なし	□　あり	
7. 専門的な治療・処置	■　なし		□　あり
8. 救急搬送後の入院	□　なし		■　あり

B　患者の状況等	0点	1点	2点
9. 寝返り	□　できる	□　何かにつかまればできる	■　できない
10. 移乗	□　できる	□　見守り・一部介助が必要	■　できない
11. 口腔清潔	□　できる	■　できない	
12. 食事摂取	□　介助なし	□　一部介助	■　全介助
13. 衣服の着脱	□　介助なし	□　一部介助	■　全介助
14. 診療・療養上の指示が通じる	■　はい	□いいえ	
15. 危険行動	■　ない		□ある

修正された看護記録

　腰部の痛みがあり寝返りが自力でできず、肩と腰部を支えながら介助者2名でゆっくり横向きにすることで疼痛の増強なく着替えや体位変換を実施した。車いすへの移乗は、看護師がベッドコントローラーを使い起き上がり、左上下肢の麻痺があり立位が保持できないため、介助者2名で前後から体幹を支え移動した。嚥下訓練食のゼリーを看護師介助で摂取し、誤嚥の兆候はみられず。口腔ケアは仕上げ磨きと片づけを看護師が実施した。（193字）

　記録を書く際に留意すべきことは、①「看護必要度」の評価基準をきちんと理解する、②評価基準が曖昧な場合は、必ずテキストをみて、正確な評価基準を理解し記録をする、③第三者（患者、家族、監査者）が理解できる記録になるよう不適切な略語の使用や看護師独特の表現に注意する、④「できない」「全介助」と評価したのは、患者がどういう状態であったのか記録する、⑤患者の状態に合わせて必要な看護ケアをどのように提供したのか記録する、⑥次の勤務者が患者の状態を予測しケアに役立てることが可能な看護情報を記録する、⑦できるかぎり簡潔で、短い文章にまとめる、⑧評価項目で関連している内容はまとめて記録するということである。

　当院では基準を満たさなかった場合でも、評価項目に1つでも点数がつけば、その項目を評価した状況や提供した看護ケアについて看護記録を残すようにしている。基準を満たす患者の看護記録だけを記載するのではなく、自分たちが提供している看護ケアをきちんと記録に残すことが重要である。

　この記録が「看護必要度」の評価の根拠としてだけに使われるのではなく、医師との治療目標、看護目標のすり合わせ、退院調整を行う医療ソーシャルワーカーとの情報共有、理学療法士、作業療法士と患者の日常生活レベルの目標設定や達成度の指標など多職種間の連携に活用されていくことが重要であると考える。

8）手術室看護師・多職種による「看護必要度」の評価と根拠となる記録記載

　2014年（平成26年度）の診療報酬改定では、専門的な治療・処置の項目に「抗悪性腫瘍剤の内服の管理」「麻薬の内服・貼付・坐薬の管理」が追加された。この評価を裏づけるには、①管理内容に関する計画、②実施、評価の記録がある場合にのみ対象に含めるとある。

　計画に沿った実施と評価の記録が必要であるため、内服した事実や内服後の患者の状態を、温度表の処置項目や観察項目に入力し、経時的に容易に記録できるよう院内での記載ルールを明示した。

　また、病棟薬剤師にも「看護必要度」の研修を受講してもらい、内服に関する指導計画や副作用の確認など、薬剤師の記録が「看護必要度」評価の根拠となる記録になるよう整備を検討している。病棟薬剤師による監査も試行で実施し、看護師の評価の精度を向上させるため、協力を得ることができた。

　2016（平成28）年度の診療報酬改定から、Ｃ項目（手術等の医学的状況）が追加された。医師の手術記録や麻酔記録を確認し、「看護必要度」の定義に当てはまっているかどうかは病棟看護師が評価していた。また、評価の定義に沿った手術が実施されたかどうかは手術中介助している手術室看護師が正確に把握していた。このため、手術室看護師向けの「看護必要度」研修を開催し、Ｃ項目の手術に関する評価を開始した。手術室看護師は手術終了後医師に手術内容を確認し、図2-38のように患者の温度板のイベント欄に記載することとした。この方法を取り入れたことにより日数のとり過ぎをなくすことにも繋がり、病棟看護師だけでなく病院全体で看護必要度を正確に評価するという取り組みの第一歩となった。

　2018年度（平成30年度）の診療報酬改定では、「看護必要度Ⅰ」、「看護必要度Ⅱ」で提出するデータの抽出方法が異なる。当院は急性期入院基本料1であり、「看護必要度Ⅰ」の基準と「看護必要度Ⅱ」の両方のデータを出している。「看護必要度Ⅱ」で使

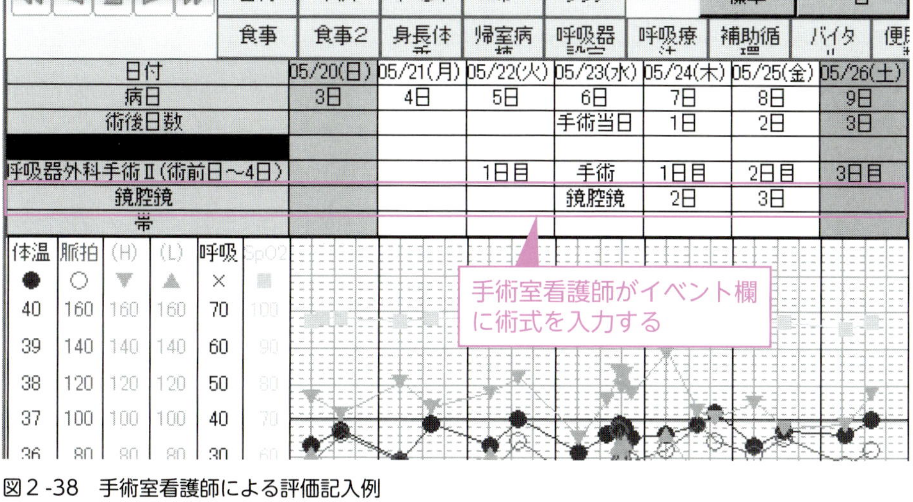

図2-38　手術室看護師による評価記入例

用される診療実績データの算定要件は、「看護必要度」の評価定義と乖離がある。医事入院課の診療実績データと看護師が評価する「看護必要度」の項目の整合性を高める必要がある。そのため、毎日看護師リーダーが前日の「看護必要度」集計リストを医事入院課職員に提出し、算定漏れや評価漏れがないかお互いに監査を実施している。

この他に多職種連携では、リハビリテーション科に働きかけ、B項目（患者の状況等）の寝返りや移乗の介助、食事介助等で理学療法士や言語聴覚士が提供したリハビリ内容と記録が「看護必要度」の評価と根拠となる記録になるよう取り組みを開始している。

9）「看護必要度」評価の根拠となる看護記録の監査体制

適正な「看護必要度」の評価が実施されているかを見るため、図2-39、図2-40の監査用紙を用いて全病棟を対象に年2回の看護記録の監査を実施している。『患者の状態が適切に評価され、その内容が「看護必要度」に反映される』『評価された「看護必要度」の裏づけとなる記録を残すことができる』という目的に沿って、院外研修を受講し認定を受けた者が監査している。監査手順は以下に示すとおりである。

1. 監査は年2回実施する
2. 監査病棟の監査前日の集計リストを印刷し、監査用紙に沿って監査を実施する
3. 有事象の項目に○がついた場合、監査票に従い必要項目を記入する
4. カルテ記録と「看護必要度」集計リストを比較し、評価に必要な記録がされているか監査する
5. 監査結果を担当師長が集計し、委員会内で結果を報告する
6. 監査結果から課題が明らかになった場合には、対策を検討し実施する
7. 監査結果は看護部会で報告する

2017年の監査結果の一部を図2-41、図2-42に示した。図2-41の病棟ではA項目、B項目ともに看護記録に評価の根拠となる記録がないため、監査後ではクリア率が低下している。図2-42の病棟では監査前後でクリア率の変化が少なく、病棟看護師による正確な評価と根拠となる看護記録が記載されていることが読み取れる。この監査結果を委員会で共有し、問題解決を図る対策を講じ、病棟での活動へとつなげている。

今後も、監査用紙の見直しを実施し、①評価の根拠となる看護記録がすべて記載されている、②患者の状況・反応等の記載がある、③看護師が提供したケアの記載がある、という3つの評価項目を評価できる監査を実施し、さらに看護記録の充実を図っていきたいと考える。

一般病棟用

図2-39 重症度・医療・看護必要度記録監査票（一般病棟用）

重症病棟用

図2-40 重症度・医療・看護必要度記録監査票（重症病棟用）

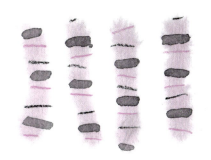

第2部 医療機関における患者評価の根拠となる記録の考え方と体制整備

83

		病棟看護師評価	監査者評価
A項目	創傷処置	3	3
	呼吸ケア	5	5
	点滴ライン同時3本以上		
	心電図モニターの管理	5	4
	シリンジポンプの管理		
	輸血や血液製剤の管理		
	専門的な治療・処置	3	2
	救急搬送		
B項目	寝返り	7	7
	移乗	8	8
	口腔清潔	5	5
	食事摂取	2	2
	衣服の着脱	6	6
	診療・療養上の指示が通じる	3	3
	危険行動	2	2
C項目	開頭手術（7日間）		
	開胸腹手術（7日間）		
	開腹手術（5日間）	1	1
	骨の手術（5日間）	2	2
	胸腔鏡・腹腔鏡手術（3日間）		
	全身麻酔・脊椎麻酔の手術（2日間）	2	2
	救命等に係る内科的治療（2日間）		
	①経皮的血管内治療		
	②経皮的心筋焼灼術等の治療		
	③侵襲的な消化器治療		
	クリア人数の変化	8	8
監査前必要度		26.7	26.7

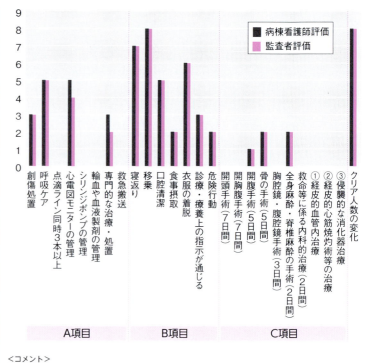

＜コメント＞
・陰圧療法はフォーム交換日のみ、創処置がとれる。フォーム交換がない日はドレナージのみ評価する。
・J-バックドレーン挿入、管理の記録がされていない

図2-41　A病棟　重症度・医療、看護必要度監査結果

		病棟看護師評価	監査者評価
A項目	創傷処置	3	2
	呼吸ケア	6	6
	点滴ライン同時3本以上		
	心電図モニターの管理	6	5
	シリンジポンプの管理		
	輸血や血液製剤の管理		
	専門的な治療・処置	4	4
	救急搬送		
B項目	寝返り	7	5
	移乗	7	4
	口腔清潔	7	6
	食事摂取	6	5
	衣服の着脱	8	3
	診療・療養上の指示が通じる	9	8
	危険行動	6	5
C項目	開頭手術（7日間）	1	0
	開胸腹手術（7日間）		
	開腹手術（5日間）		
	骨の手術（5日間）		
	胸腔鏡・腹腔鏡手術（3日間）		
	全身麻酔・脊椎麻酔の手術（2日間）	1	1
	救命等に係る内科的治療（2日間）		
	①経皮的血管内治療		
	②経皮的心筋焼灼術等の治療		
	③侵襲的な消化器治療		
	クリア人数の変化	11	9
監査前必要度クリ率			33.3

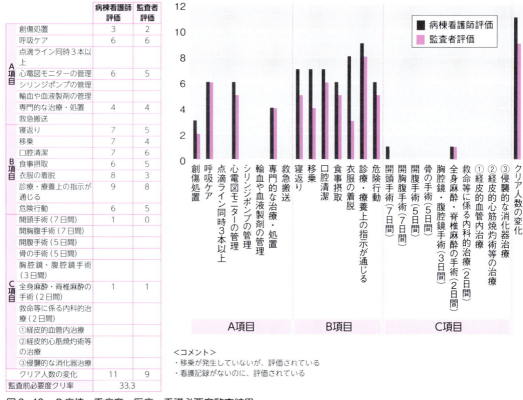

＜コメント＞
・移乗が発生していないが、評価されている
・看護記録がないのに、評価されている

図2-42　B病棟　重症度・医療、看護必要度監査結果

5 おわりに

今回、当院での「看護必要度」評価の根拠となる記録をどう書いているかについて紹介したが、病院によって記録のあり方はさまざまである。今行なっている看護記録を見直し、「看護必要度」評価の根拠となる記録をどう書くべきか現場の看護師とともに考え、取り組んでいくことが重要である。そして当院では、「看護必要度」を患者に提供される看護の質向上の1つの仕組みとして活用することが今後の課題である。

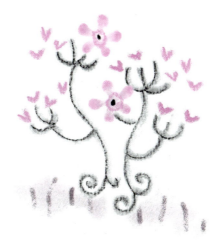

引用・参考文献

1) 厚生労働省保険局医療課：一般病棟用の重症度・医療・看護必要度に係る評価表、評価の手引き. 基本診療料の施設基準及びその届出に関する手続きの取扱いについて、保医発0305 第2号、2012
2) 岩澤和子、筒井孝子監修：看護必要度、第6版、日本看護協会出版会、2016
3) 日本看護協会編：看護記録および診療情報の取り扱いに関する指針、日本看護協会出版会、2005
4) 日本臨床マネジメント学会・ヴェクソンインターナショナル共催：重症度、医療・看護必要度評価者院内指導者研修、S-QUE 研究会、http://s-que.net/、2018/04/10検索
5) 厚生労働省保険局医療課：平成28年度診療報酬改定の概要、2014年4月3日版、http://www.mhlw.go.jp/file/06-Seisakujouhou-12400000-Hokenkyoku/0000115977.pdf、2014/04/14検索
6) 厚生労働省保険局医療課：平成30年度診療報酬改定の概要、個別改訂項目について、2018年2月7日版、http://www.mhlw.go.jp/file/05-Shingikai-12404000-Hokenkyoku-Iryouka/0000193708.pdf、2018/05/14検索

5 記録の訓練

1 ビデオ教材による記録の訓練

1 ビデオによる記録演習に至るまで

「看護必要度」の記録の効果的な演習方法をめぐって試行錯誤を重ねてきた。それまで行ってきた演習方法は、実際の「看護必要度」評価と書かれている看護記録を追認していくプロセスから学習する方法だった。

記録として残っている看護記録の内容と、すでに評価済みの「看護必要度」評価の結果とが一致しているかどうかという、いわゆる監査方式であった。この演習をとおして、いかに記録の欠如や記録内容の不足、不明なことが多いかに気づくことになる。

この方法は一定の学習効果があるものの、患者を見ていないため事実確認ができないこと、集合研修には不向きであることが欠点であり、これをカバーする他の方法を検討する必要があった。追認や振り返りという後ろ向きのものではなく、できれば前向きのスタイルがよい。

そこで、「看護必要度」の評価者訓練において、視聴覚教材が有効であることが経験上明らかであったので、記録演習についても可能であると考え、演習用ビデオのコンパクト版の編集を試作することとした。

2 ビデオ教材の考え方、その利点

複数の人間が客体を視聴覚によって同時にとらえ、これを同一の指標を用いて学習した者が評価する、すなわち「目線を揃え同一経験をする」という教育手法は、患者評価の場合は実に効果的である。それは、答えは1つであるからである。集合学習の場合、参加者が一斉に同じものを視聴することによって、体験を1つにすることができる。

また、それぞれの保有する知識は、共通のテキストや手引き、eラーニングによって、一定以上のレベルまで引き上げておくという方法を取り入れる。そうすることによって、多くの人が同一の場所で同一患者を見て、得た知識を投入して判断し評価することが可能となる。

それぞれの評価結果を採点し理解度の確認を行う、疑義について確認をする際には、映像を再現し手引きと照合する。これらのことができるのは、ビデオのもつ一斉視聴と再現性の特徴を備えているからであるが、eラーニング、個人学習にも適している。何万人の人が同一の結果を導くには、教材づくりのためのさまざまの精錬技術が必要である。しかし、今のところこれ以上によい方法がないと思われる。

「看護必要度」にかかる研修は、『看護必要度評価者研修』（S-QUE研究会主催、日本臨床看護マネジメント学会共催）のように、このような要素を取り入れる必要がある。「一般病棟用重症度、医療・看護必要度に係る評価票 評価の手引き」「特定集中治療室用の重症度、医療・看護必要度に係る評価票 評価の手引き」「ハイケアユニット用の重症度、医療・看護必要度に係る評価票 評価の手引き」に共通の「アセスメント共通事項」の「2. 評価票の記入者：評価票の記入は、院内研修を受けたものが行うこと。院内研修の指導者は、関係機関あるいは評価に習熟したものが行う概ね2年以内の指導者研修を受けていることが望ましい」に沿ったものでなければならないとされている。

3 記録演習用ビデオの作製

記録の訓練をいかに行うか、ここではビデオ作製について述べる。とくに必要なのは、患者の状態や患者の様子をあらわすB評価の内容を録画したものである。参加者は、登場する看護師を記録者である自分に置き換えて記録する。映像は人間の記録に刷り込まれやすいため、倫理的な問題や誤った看護技術について細心の注意が必要である。視聴者の疑義が生じて、本来の演習に集中できないようでは困るため、場面の設定や編集においては十分に考慮する必要がある。評価演習用のビデオからの再編集では、A項目にかかわる情報を省き、できるだけ多くのB項目評価が含まれるように作成した。

ビデオ事例患者のB項目評価（12項目：「床上安静の指示」を除く）のうち、記録の訓練に必要な有事象（配点が0点〈なし、できる、介助なし、介助を要しない移動、はい、ない〉ではないもの）を6～11項目を映像に入れ、ストーリー性を保ちながら編集した（表2-18）。

表2-18 看護必要度記録演習用ビデオの評価項目

B. 患者の状況等に関する項目	作成ビデオの有事象					診療報酬上の評価対象				
	ビデオA	ビデオB	ビデオC	ビデオD	ビデオE	入院基本料（補助加算含む）	ハイケアユニット入院医療管理料	特定集中治療室管理料	回復期リハビリテーション入院料	地域包括ケア病棟入院料
	7分24秒	6分46秒	11分24秒	7分12秒	8分23秒					
1 どちらかの手を胸元まで持ち上げられる							○		○	○
2 寝返り			○	○		○	○	○	○	○
3 起き上がり	○	○		○	○	○	○	○	○	○
4 座位保持	○	○		○	○	○	○	○	○	○
5 移乗	○	○			○	○	○	○	○	○
6 移動方法	○	○							○	○
7 口腔清潔	○	○			○	○			○	○
8 食事摂取	○	○			○	○			○	○
9 衣服の着脱	○		○		○	○		○	○	○
10 他者への意思の伝達				○			○		○	○
11 診療・療養上の指示が通じる				○	○		○		○	○
12 危険行動			○	○	○		○		○	○
その他の項目										
13 看護計画に基づいた専門的な指導										
14 看護計画に基づいた専門的な意思決定支援		○								

2 ビデオ教材による記録監査の演習

1 記録の訓練－1（ビデオ視聴、評価、記録）

　同じビデオ演習でも、記録演習が評価演習と異なるのは、正解が1つではないことである。10人の記録は10通りあり、100人の記録は100通りある。どれが正解ではなく、評価の根拠を表しているかどうかが焦点となる。

　演習前のオリエンテーションにおいて、ビデオを視聴し、「看護必要度」の評価の根拠となるように事実を叙述的に要約することを説明する（図2-43）。ビデオ視聴の時間は、7～10分程度が適当である。

　ビデオを視聴後、「看護必要度」B項目評価演習シートを用いて、評価を行う（図2-44）。続いて、評価の答え合わせを行い、間違いを正したうえで、有事象を中心とし

記録監査の方法

❶ 監査者が演習事例において「2または3」と評価（有事象）した項目に○をつける。（一番左の欄）
❷ 文中で該当する評価項目の記録があるところに、赤字でアンダーラインを引く。
❸ ❷で該当する記録があれば「有」、なければ「無」に○印を入れる。
❹ 記録内容から看護必要度の評価が読み取れるか（妥当性を見る）読み取れれば「Y」、読み取れなければ「N」に○印を入れる。
❺ ❹と判断した理由を「理由・コメント」欄に記入する。
　ポイント1：患者の状態が書かれているか
　ポイント2：看護の実施が書かれているか
❻ どのように書けば改善できるか、アドバイスを記入する。
❼ 記入後、監査結果を相互にフィードバックする。

手順❶　記録監査シート

❶ 監査者が2または3と評価した（有事象）項目に○を記入する

看護必要度記録監査表				評価者ID	監査者ID
○を記入	←有事象の項目に○印をつけてください	評価項目の記録はあるか（文中にアンダーラインを引く）	記録内容から評価が読み取れるか	理由・コメント	改善に向けてのアドバイス
	どちらかの手を胸元まで上げられる	有　　無	Y　　N		
	寝返り	有　　無	Y　　N		
	起き上がり	有　　無	Y　　N		

図2-43　演習方法～看護必要度の有事象項目の監査

た記録を行う。記述の字数が分かるように原稿用紙バージョンの記録用演習シートを使用する（図2-45）。所要時間は15〜20分程度とし、おおよそ300字以内としている。早い人は7分程度で書き終えることができる。記録時間の個人差が大きく現れやすい。集合演習では先に評価シート記入から行っているが、順序はこの逆であっても差し支えない。

適切な記録であったかどうかの振り返りのために、監査シート（図2-46）を使用し、相互監査を行い、監査者としての役割演習を行う。このときに必要とするのは、評価演習シート、記録用演習シート、監査シートの3つである。

2 記録の訓練−2（記録監査、フィードバック）

記録監査の様式や用紙は施設ごとによって異なり、それぞれの監査委員会の規定にある監査の基準に従って行われている。監査の目的に沿って実施され、問題や課題が

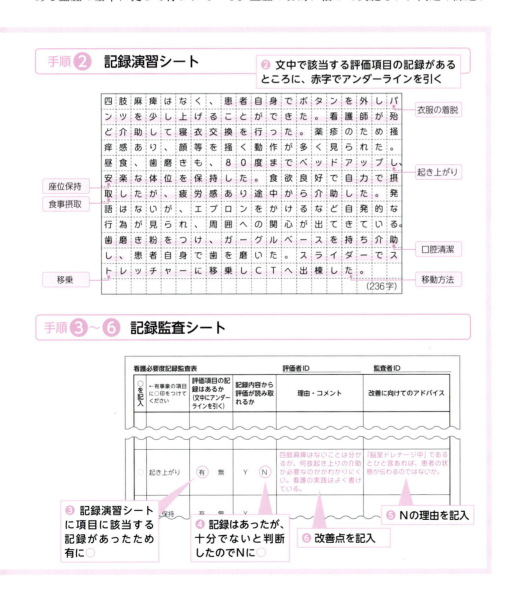

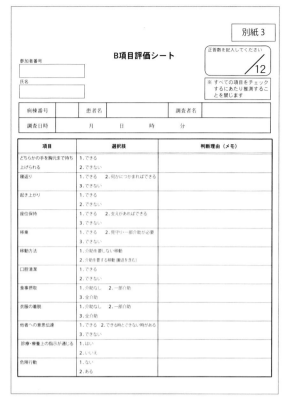

図2-44 評価演習シート

図2-45 記録用演習シート

図2-46 監査シート

明確になり、記録者へきちんとフィードバックが行われることが重要である。

　ここでは、記録監査用シートを用いて、ビデオ事例の評価の結果と書いた看護記録の要約を相互に交換し、記録監査の方法（表2-41参照）に従って監査を行う。実際に研修生が行った事例を紹介する（記録演習事例、p.91～92）。

記録演習事例 （ビデオDによる）　　　被評価者：Aさん　監査者：Bさん

●演習事例患者概要

患者氏名：中村旭　30歳　男性
診 断 名：交通外傷、硬膜外血腫、左膝蓋骨骨折
入院月日：平成20年2月20日
経　　　過：オートバイ乗車中、乗用車に跳ねられ受傷

●記録演習シート（Aさんの記録）

術後でドレーン挿入中。午前中はJCS2ケタで看護師の指示には応じることできず。清拭時寝衣着脱は全介助で行った。スライダーでストレッチャーに移乗し看護助手と共に検査室へ出棟した。PM看護師がコントローラーで90度までヘッドアップし、魚などほぐした後、見守りで昼食を2／3摂取した。歯ブラシを握らせたり歯磨き粉をつけると自分で行えた。座位にするとJCS1ケタであるが、発語はなく訴えなし。点滴の固定テープを自らはがしてしまうため、注意し弾包にて固定するが再びはずそうとするため、おにぎり君を予防的に装着させて頂く。

（239字）

衣服の着脱／移乗／起き上がり／座位保持／他者への意思伝達／診療・療養上の指示が通じる／移動方法／食事摂取／口腔清潔／危険行動

●評価シート（Aさんの評価）

中村旭さんの評価結果

手を胸元まで持ち上げられる	**1．できる**	2．できない	
寝返り	1．できる	2．何かにつかまればできる	**3．できない**
起き上がり	1．できる	**2．できない**	
座位保持	1．できる	**2．支えがあればできる**	3．できない
移乗	1．できる	2．見守り・一部介助が必要	**3．できない**
移動方法	**1．介助を要しない移動**	2．介助を要する移動	
口腔清潔	1．できる	**2．できない**	
食事摂取	1．介助なし	**2．一部介助**	3．全介助
衣服の着脱	1．介助なし	**2．一部介助**	3．全介助
他者への意思伝達	1．できる	2．できる時とできない時がある	**3．できない**
診療・療養上の指示が通じる	1．はい	**2．いいえ**	
危険行動	1．ない	**2．ある**	

第2部　医療機関における患者評価の根拠となる記録の考え方と体制整備

●監査シート（Bさんの監査結果）

○を記入	←有事象の項目に○印をつけてください	評価項目の記録はあるか（文中にアンダーラインを引く）	記録内容から評価が読み取れるか	理由・コメント	改善に向けてのアドバイス
	どちらかの手を胸元まで上げられる	有　無	Y　N		
○	寝返り	有　**無**	Y　**N**		衣服着脱時「全介助だった」に集約されているが側臥位の促しや反応を書くとよい
○	起き上がり	**有**　無	**Y**　N	コントローラーで90度ヘッドアップ（看護師による）	
○	座位保持	**有**　無	**Y**　N	90°までヘッドアップし食事した様子が書かれている	
○	移乗	**有**　無	**Y**　N	移乗時スライダーを使用した記録あり	
○	移動方法	**有**　無	**Y**　N	看護師と看護助手で検査出棟した記録あり	
○	口腔清潔	**有**　無	**Y**　N	歯磨き粉をつける介助をしたことの記載あり	
○	食事摂取	**有**　無	**Y**　N	食卓で魚をほぐす介助をしたことの記録あり	
○	衣服の着脱	**有**　無	Y　**N**		ボタンを患者が外す所を書くと良い
○	他者への意思伝達	**有**　無	**Y**　N	発語はなく訴えなしと記載されている	
○	診療・療養上の指示が通じる	**有**　無	**Y**　N	点滴の固定テープを剥がそうとし、注意しても再び剥がそうとする動作が見られた	
○	危険行動	**有**　無	**Y**　N	そのままにしていると点滴の自己抜去につながるため、弾包で固定し、おにぎり君を装着した。	

3 「看護必要度」に必要とされる看護記録の課題

　看護記録は、他人の書いたものを意図的に見ることによって修練される。毎日大量の看護記録から情報を得て日常のケアに活かしているのだが、ただ情報を取るためだけの目的で何気なく見ている場合と、責任をもって読み添削やアドバイスを行う場合とでは異なってくるだろう。

　プリセプターが新人看護師に対して、「看護記録の方法、基準」や「注意点」「重要なポイント」などについて説明や指導をするのは4月のオリエンテーションの時期であり、集中的に行われる。その後、一つひとつの看護記録に対して、「具体的にこう書くのがよい」とか、「これではわからない」といった具体的な指導はマンツーマンの時期である。先輩が新人の書いた下書きを見て、添削し書き直しを求め、正式な看護記録を書くという指導プロセスは数回あるのみである。

　一般に、看護師の記録についての独り立ちは早く、その後はそれを読んだ次のシフトの先輩や同僚から指摘を受ける。間違いの訂正や追加の記録は行うが、表現方法や論理的な矛盾についての指導は得られないことが多い。論理的でない文章、回りくどい文章、主語や述語がわからない文章などはそのまま放置される。

　このように正式な公文書であるにもかかわらず、看過されていることが多いものである。それは記録監査を行うと非常によくわかる。本来は記録を書く本番前の訓練が必要なのではないだろうか。しかし、記録に関するオリエンテーションや教育はあまり充分ではなく、マンツーマン指導も記録の細部まで行き届いていないのが実態であろう。

　新人看護師の立場からすると、現場の看護記録は臨地実習で見て知ってはいたものの、学生時代の自分が行っていた記録方法と全く異なるため、一瞬戸惑い面食らうことになる。学生実習においては、受持ち患者1人の看護過程を踏むために、基礎情報のアセスメントや関連図、看護計画、看護実践とその評価など、1人の患者についての多くの情報やアセスメントを綿密に記録することを求められた。しかし、看護サマリーを書く機会はなく、要点を簡潔に書くことについては求められてこなかった。

　看護基礎教育においても、卒業前に記録の訓練が必要であり、簡潔な要約の記述方法についても教育の必要があるであろう。しかし、新人看護師はまわりの先輩たちが書いた記録を必死に模倣することになり、あっという間に、善きにつけ悪しきにつけ、その病棟の記録の仕方に適応してゆく。

　看護師は専門職なのだから、仕事のなかで書くことが多いのは当たり前である。非専門職ならば、看護師と同じ清潔のケアや排泄の援助行為を行ったとしても書く必要はない。専門職だから書くのである。療養上の世話を行ったことは書かねばならない。それだけでなく、昨今、書類を書くことの業務は大幅に増えたが減ることはない。内容を調べて本当に看護師がそれを書かなければならないのか吟味し、書く必要のあるものは書く、書く必要のないものは書かないという業務整理が必要であろう。

また、日頃から文章の書き方に関心をもち、自らの書き方の癖を知っておくとよいと思われる。ビジネス文書には、次のように示されており、日常のなかでも訓練ができることのヒントがある。

《文書作成が上達するためのヒント》
1．いろいろな文書を読む
　・新聞や雑誌からダイレクトメールに至るまで、なるべく多くの文書に目をとおし、参考になる言い回しや表現などを見つけたら保存しておくとよい。
2．要点をまとめる練習をする
　・言葉を選ぶ力や、必要な要素を見極める力を養う。過去に送信した文書などを使い、たとえば5行の段落を3行にするといった自己訓練を行う。
3．第三者に読んでもらう
　・1人でどんなに考えても、個人の見方には限界がある。他者の目を活用して、読みやすさや理解しやすさなどについて率直な意見をもらう。
4．テンプレート化と辞書ツールの活用
　・実際の業務上では、文書作成には正確さとともにスピードが求められる。文書のテンプレート化は、よく使う謝意や結びの文を辞書ツールに登録しておくと便利である。
5．国語辞典や類語辞典をいつもデスクに（パソコン上で検索する）
　・語句の意味を確認したり、表現を工夫したり、辞書の世話になることは多い。邪魔にならないハンディタイプのものをすぐ手に取れる場所へ置いておく。
6．作成前の下調べを怠らない
　・正確な内容の文書の作成には、下調べが欠かせない。これを怠ると信頼を失う。

（「使えるビジネス文書集」ホームページより一部改変）

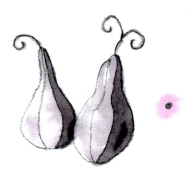

引用・参考文献
1）使えるビジネス文書集、http://www.ne.jp/asahi/business/bunrei/kihon-8.htm

6 「看護必要度」の監査

1 「看護必要度」の精度管理

1 看護管理者に求められるもの

　少子高齢社会や医療の高度化が進み、かぎりある人的資源をいかに有効に配分するかが求められている。「看護必要度」は患者に必要とされるケアの量を推定するシステムであるが、平成24年度以降の診療報酬改定にみるように患者のケアの重さ、すなわち「看護必要度」の高い患者とそうではない患者を区分し、急性期像の中でもさらにその高低によって人員配置を明確にし、診療報酬を区分するシステムとして活用範囲が拡大されてきている。そのため医療現場には看護管理者の責任において、評価精度、すなわち評価の質がより厳しく問われるようになった。

　看護管理者に求められる「看護必要度」の管理は、質評価の枠組みから、構造・過程・結果の3つの側面でとらえることができる（図2-47）。

　第1に「構造」の側面である。看護管理者として「看護必要度」を管理するには、管理者としての理念に基づいて院内の仕組みを確立しなければならない。つまり、評価指標をもとに、組織体制、教育研修体制、コンピューターによる評価システム等、基盤となる「構造」を、看護管理者のリーダーシップのもとに完成させる必要がある。これは、本来看護管理者が患者管理を行ううえで、人的資源管理のベースとして必要なものであるが、現在は診療報酬の制度として必然的に存在している。

　また、診療報酬制度は2年ごとの改定に伴い、評価指標の大幅な改訂が行われる場合がある。平成26年度、28年度の診療報酬改定は、その年に該当し、「看護必要度」

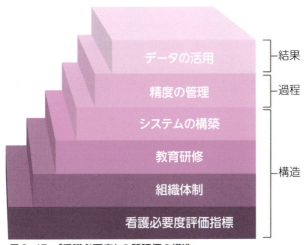

図2-47　「看護必要度」の質評価の構造

は大幅な見直しが行われた。このような診療報酬改定の際に看護管理者は、自施設の「構造」を早急に見直し、一刻も早く改定に沿う「構造」に整え安定化に向ける必要がある。そのためには、トップマネージャーは経営部門に働きかけ、病院としての対応策を講じることとなる。また、「看護必要度」を担当している副看護部長等の中間管理者は、早急に教育内容を見直し、現任者の再教育、新人看護師の教育計画を組まなければならない。病棟管理を担う看護師長、副看護師長、看護主任は、評価指標の変更に関する予備知識や情報を積極的に集め、自分の病棟の患者評価がどのように変化するかを予測し、スタッフへの周知徹底の準備に入らなければならない。同時にこれは病院経営を予測する重要な情報となるため、適時、的確なデータの提出が求められる。そして、自らの病棟管理の基盤となる「看護必要度」システムの守備を固めることが重要である。

　次に、「看護必要度」の管理における質評価の枠組みの「過程」の側面について述べる。これは、ひと言でいえば「精度管理」であり、評価の精度をいかに維持し向上させるかという評価者の実践部分である。「看護必要度」の監査はその中心的役割を担う。「看護必要度」の精度管理で重要なポイントは、先に述べた「構造」、すなわち仕組みが正常に機能することであり、評価が確実に実施されることである。そして、トップマネージャーまでの報告、監査結果の評価者へのフィードバックが行われ、問題があれば解決のためのPDCAサイクルが回っていることが肝要である。これらの一連のマネジメントが「看護必要度」の管理の質を評価する「過程」の側面であると考える。

　「看護必要度」の管理の質評価において「結果」にあたる部分は、正確なデータの蓄積であり、院内監査結果や第三者評価の結果と「看護必要度」データの活用実績となる。現在活用実績として最も顕著なのは、診療報酬への活用であることは論を待たないが、看護管理への活用としては、人員算定、人的資源の効果的活用（リリーフなど）、労務管理、業務分担、リスクマネジメント、感染管理、褥瘡発生率などの要因分析、入退院マネジメントなどがある。看護管理者や看護スペシャリストの他、教育研究者や多くの医療者等による活用が期待され、「看護必要度」の活用範囲は、今後、益々拡大するものと考えられる。

　平成26年度の診療報酬改定以降、看護管理者には患者管理データを提出することが義務づけられ、科学的に管理することが求められることとなった。患者評価の基盤の構築、実施の精度管理、多方面への活用、という質評価の枠組みである構造・過程・結果の三位一体のマネジメントの時代が到来したといえるだろう（表2-19）。

表2-19　「看護必要度」の管理における質評価の枠組み

構造	看護必要度評価指標、組織体制　教育研修体制、評価システムの構築	組織方針、委員会の位置づけ・役割など、院内研修プログラム、コンピュータシステムなど
過程	精度の管理	報告状況、問題解決の状況、監査結果のフィードバック状況、問題解決の状況など
結果	正確なデータの蓄積、監査結果・第三者評価結果、データの活用	診療報酬（入院基本料）、人員算定、人的資源活用（リリーフなど）、労務管理、業務分担への活用、リスクマネジメント・感染管理・褥瘡発生率等の要因分析、入退院マネジメントなど

2 「看護必要度」の監査体制

「看護必要度」の監査においては、組織体制（位置づけ、構成メンバー、役割など）が整備される必要がある。また、監査基準、監査の手順、監査結果、フィードバック、改善などといった監査を円滑化するためのルールやロールが示されねばならない（図2-48）。監査機能を発揮するためには、委員会を組織するのが一般的である。現在あるこれらの名称としては「看護必要度」監査委員会、記録監査委員会、質評価委員会、業務改善委員会などさまざまである。看護部長の諮問機関として設置している施設が多い。構成メンバーは、副看護部長、看護師長、副看護師長の職位が多く、構成員の数はさまざまである。

「看護必要度」評価の精度を維持管理するという看護管理者の意識が次第に高まり、積極的に「看護必要度」記録研修を取り入れたり、参加する施設が増えてきた。研修者の所属する施設の多くで記録監査が行われている。

いずれにしても監査の基準や手順、監査用紙、監査の具体的な展開方法、結果のフィードバックなどは、施設によって異なっているが、成文化されており、組織の末端まで周知されていることが重要である。

3 看護記録の監査方法

「看護必要度」の監査は、看護記録のみによる方法と参加観察を取り入れて行う方法がある。後者の方法は、評価に習熟した監査者が被監査者の行動を観察し、その日の担当患者の状態を評価するとともに、被監査者の行ったケアについて観察し、被監査者の書いた看護記録をみて、監査者の評価結果と突き合わせる方法がある。この方法は、厳密な方法ではあるが、現実には人的、時間的に困難であることが多い。したがって、とくに指導を必要とする場合など、目的に合わせて実施され、通常は患者の評価結果と看護記録を照合する方法が多く行われている。

評価結果と記録を照合する方法は、抜き打ちに行う方法と定期的に行う方法がある。

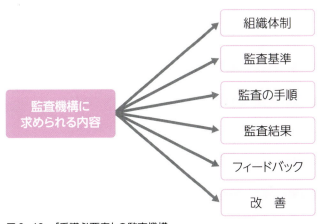

図2-48 「看護必要度」の監査機構

また、対象とする被監査者については施設によってさまざまであり、院内の評価者全員が被監査者となり1年に1回以上監査を受けることとし、徹底を図っている施設もある。

被監査者となる対象病棟を決め、監査委員会メンバーが監査を行う場合と、2つの病棟がペアを組み監査者と被監査者となり、年に数回の監査を課しているところもある。監査は、複数の監査者によって勤務中に実施され、1つの監査事例に要する時間は施設や個人によって差がみられる。監査用紙は施設によって異なり、評価点の記入、監査結果と監査理由のコメント欄を設けるなど、それぞれ工夫されている。

監査の結果は被監査者にフィードバックされなければならない。報告用紙に記載し監査結果を伝える方法と、被評価者に対面し、口頭で結果を伝える方法がある。また、その監査結果は個人が特定されないように配慮したうえで、看護師長会などで看護管理者が共有して、看護部内に公表するなどの方法がとられている。これは、相互の実態が可視化されることにより、1つの病棟を越えて他病棟の状況やレベルなどを知り、院内での相互学習効果を上げることに成功している。

次に紹介するのは、60人規模の中間管理者を中心とした院内集合研修の事例である。看護師長、副看護師長、主任、リーダークラスが集中的に記録について考え、自分たちの書いた記録を振り返り、自らのスキルの向上をめざした。また、同僚の記録監査の過程を通して、第一に、「看護必要度」評価について十分、習熟してなかったことに気づくことができた。そして、どのような記録がわかりやすいのか、何が不足しているのか、ポイントは何か、などについて学習した。

ここでは、ＡＢＣ3名がトライアングルのように相互に被監査者・監査者となり監査を行った3つの事例を取り上げる〔図2-49、表2-20、事例1～3（p.100～102）〕。「5．記録の訓練」の例示と同じビデオを視聴した。共通のビデオに映し出された同じ患者を対象にしているが、たとえ60名の参加者の「看護必要度」評価の結果が同じであっても、60通りの記録がある。当然のことだが、1,000人の参加者であれば、やはり1,000通りの記録となり、1つとして同じものはない。

それは、看護者一人ひとりが異なり、それぞれの背景や個性の違いにより、1つの

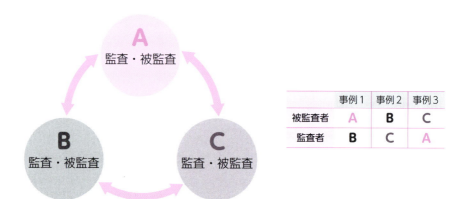

図2-49　被監査者・監査者の相互関係

事象でも細かなところでは観点が異なり感じ方が違うからであろう。また、同じことを表現するにしても、言い回しや、抑揚、速度、息継ぎなどが人それぞれ違うように、文章の記載についても同様のことがいえる。記録監査においては、客観的な見方に努め、「看護必要度」の評価をあらわす記録として何が不足しているのか、不要なのか、どう書けばさらに伝わりやすいか、簡潔明瞭な文章となるか、という前向きな助言を含む具体的な指摘のある監査が望ましい。

表2-20　看護必要度チェック票 記録演習（ビデオ場面の概要）

項目	選択肢	ビデオ場面
どちらかの手を胸元まで上げられる	1. できる 2. できない	顔を拭く場面、食事の場面、歯磨きの場面から手を胸元まで持ち上げている
寝返り	1. できる 2. 何かにつかまればできる 3. できない	寝衣交換の場面で全く応答せず看護師2名で体位変換している
起き上がり	1. できる 2. できない	食事の時、看護師がベッドコントローラーでベッドを上げている
座位保持	1. できる 2. 支えがあればできる 3. できない	食事場面で、ベッドを背にして60度以上の高さで座位を保持している
移乗	1. できる 2. 見守り・一部介助が必要 3. できない	看護師3名でスライダーを用いてストレッチャーに移乗した
移動方法	1. 介助を要しない移動 2. 介助を要する移動（搬送を含む）	看護師がストレッチャーで移動した場面あり
口腔清潔	1. できる 2. できない	看護師が水やコップ、ガーグルベースを準備し介助している
食事摂取	1. 介助なし 2. 一部介助 3. 全介助	看護師が食卓で患者に合わせて食べやすいように準備している
衣服の着脱	1. 介助なし 2. 一部介助 3. 全介助	患者は自分でボタンを外しているが、その他は看護師が介助を行っている
他者への意思伝達	1. できる 2. できる時とできない時がある 3. できない	患者自らの意思を伝達できている場面はない。点滴をいじるときは、痛いのか痒いのか気になる様子だが、意思を判断できない場合は「できない」とする
診療・療養上の指示が通じる	1. はい 2. いいえ	ボタンを外すなど看護師の指示に従う場面もあるが、点滴ラインをいじる動作が見られ、看護師が注意しているが、なおもいじり続けたことより、一度でも指示に従わない場合は「いいえ」となる
危険行動	1. ない 2. ある	点滴ラインをいじる様子から、看護師はミトンの装着で危険防止を図った

事例1 同一患者のビデオを視聴した記録演習における3人の記録と監査より

●記録例（Aの記録）

　頭部外傷、左膝蓋骨骨折にて臥床中。安静の指示はないが、自ら起き上がるなどの動作なし。声をかけるとボタン着脱はするが寝衣を脱ぐなどの動作は出来ず、看護師介助にて左右体交し寝衣交換、清拭を施行する。床上起座は看護師がコントローラーを操作し、起座になり保持する。食事は食べやすい様に魚の身をほぐすなど準備しスプーンを渡すと自ら口元へ運ぶ。むせ込みはみられず。食後の歯みがきは、歯ブラシに歯みがき粉をつけると自分でみがく。左前椀より点滴施行中だが、右手でルートを引っぱりルート抜去の危険あり。点滴の必要性など説明し包帯で保護するが、再び包帯を除去しようとするため右手にミトン着用。発語はみられなかった。検査のため移乗時声かけるが、まったく自分で動く様子なく看護師3人でストレッチャーに移動する。（343字）

●看護必要度記録監査結果（Bの監査）　　被監査者　　A　　　　監査者　　B

○を記入	←有事象の項目に○印をつけてください	評価項目の記録はあるか（文中にアンダーラインを引く）		記録内容から評価が読み取れるか		理由・コメント	改善に向けてのアドバイス
○	どちらかの手を胸元まで上げられる	有	無	Y	N		上着のボタンと書くと胸元とわかる
○	寝返り	有	無	Y	N		
○	起き上がり	有	無	Y	N		
○	座位保持	有	無	Y	N		コントローラーを操作できるかをためす
○	移乗	有	無	Y	N		
○	移動方法	有	無	Y	N		
○	口腔清潔	有	無	Y	N		患者にためしたかが不明。歯ブラシのキャップをはずすことを患者にためしたか不明
○	食事摂取	有	無	Y	N		魚をほぐす動作ができないことが書かれてない。障害の程度
○	衣服の着脱	有	無	Y	N		
○	他者への意思伝達	有	無	Y	N		意思表示は発語だけではない
○	診療・療養上の指示が通じる	有	無	Y	N		
○	危険行動	有	無	Y	N		

事例2　同一患者のビデオを視聴した記録演習における3人の記録と監査より

● 記録例（Bの記録）

　交通外傷、硬膜下血腫で意識障害と筋力低下あり。左膝蓋骨折でニーブレス中。はしやスプーンを持つ事、パジャマのボタンをかける事はできるが、寝がえりは自力では困難。ベッドコントローラーのリモコンは自分で操作する意志はみられなかった。食事は座位姿勢を介助で整え準備し、数回の声かけを行うと、自分で食べはじめた。歯みがきも同様で準備、促しの声をかけると自分で行う。見守りをした。検査への移動は全介助、ストレッチャーで行く。点滴の絆創膏をはがそうとした為説明をし、自力抜針防止の為包帯を巻いたが20分後訪室すると点滴挿入部が気になる様なので、ミトンを装着した。（272文字）

● 看護必要度記録監査結果（Cの監査）　　被監査者　　B　　　　監査者　　C

○を記入	←有事象の項目に○印をつけてください	評価項目の記録はあるか（文中にアンダーラインを引く）		記録内容から評価が読み取れるか		理由・コメント	改善に向けてのアドバイス
○	どちらかの手を胸元まで上げられる	(有)	無	(Y)	N	ボタンかけや、スプーンを持つなど記載がある	
○	寝返り	(有)	無	Y	(N)	自力困難の記載あり	意識障害や外傷によるものかの理由づけがあるとわかりやすい。介助したのかまで記載する
○	起き上がり	(有)	無	(Y)	N	自らの意志がないと記載あり	
○	座位保持	(有)	無	(Y)	N	座位姿勢整え介助の記載あり。ベッドアップでの座位なので『支えがあれば』になる	
○	移乗	(有)	無	Y	(N)	全介助の記載がない	
○	移動方法	(有)	無	Y	(N)	全介助の記載あり	疾患に基づく安静などの理由があればわかりやすい
○	口腔清潔	(有)	無	(Y)	N	セッティング、声かけ介入の記載あり	
○	食事摂取	(有)	無	(Y)	N	セッティング、声かけ介入の記載あり	
○	衣服の着脱	(有)	無	Y	(N)	ボタンかけはずしは行えていた記載あり	他はすべて介助であった記載があるとわかりやすい
○	他者への意思伝達	有	(無)	Y	(N)	記載がなかった	自発的な意志表示の有無を記載するとわかりやすい
○	診療・療養上の指示が通じる	(有)	無	(Y)	N	点滴テープはがしの場面あり。予防行動の記載あり	
○	危険行動	(有)	無	(Y)	N	点滴テープはがしの場面あり。予防行動の記載あり	

第2部　医療機関における患者評価の根拠となる記録の考え方と体制整備

事例3 同一患者のビデオを視聴した記録演習における3人の記録と監査より

●記録例（Cの記録）

ボタンをかけるなど指示に従い胸元まで持ち上げる。寝返りできず看護師2人で全面介助し、ストレッチャーにて移乗する。食事の時はコントローラーでギャッチアップ90度で可能。歯みがきは準備すると自ら行う一部介助。食事はふたをとるなど看護師が行うが自ら摂取することができる。発語は一切なく点滴などを引っ張るなどの行為あり看護師に注意促されるが同様に繰り返し危険予防のためミトン使用する。衣服はナースが一部介助して実施する。ボタンは自分で行う。（213文字）

●看護必要度記録監査結果（Aの監査）　　被監査者　　C　　　　監査者　　A

○を記入	←有事象の項目に○印をつけてください	評価項目の記録はあるか（文中にアンダーラインを引く）		記録内容から評価が読み取れるか		理由・コメント	改善に向けてのアドバイス
○	どちらかの手を胸元まで上げられる	有	無	Y	N	指示によりパジャマのボタンを外すことができることがわかる	片手なのか、両手なのかあれば良い（麻痺確認）
○	寝返り	有	無	Y	N	衣服の交換時に寝返りが出来ず看護師が全介助した	左足は骨折のため動かすことができなくを入れるともっとよい
○	起き上がり	有	無	Y	N	食事時bed上で起き上がれずギャッチupした	
○	座位保持	有	無	Y	N		ギャッチアップ○○度（何度upか）と記録するともっとよい
○	移乗	有	無	Y	N		
○	移動方法	有	無	Y	N	記載なし	
○	口腔清潔	有	無	Y	N	物品の準備でペーストのブラシ付けや歯みがきは出来たようだ	うがい時のむせなどはどうだったか？
○	食事摂取	有	無	Y	N	丼の蓋を取ると十分で行えた。スプーンも渡していた	もう少し詳しく書いてほしい
○	衣服の着脱	有	無	Y	N	ボタンのみ自分でできた（右手）	一部介助と思う。（で、合っている）
○	他者への意思伝達	有	無	Y	N	発語が一切ない	
○	診療・療養上の指示が通じる	有	無	Y	N	看護師が注意しても点滴を外そうとした	
○	危険行動	有	無	Y	N	あり。注意したがくり返し行おうとしたということでおむすびさん装着した	

「看護必要度」の精度管理のための教育

1 「看護必要度」の精度の維持と向上

　「重症度、医療・看護必要度に係る評価の手引き」にはアセスメント共通事項＜6．評価者＞に、「評価票の記入は、院内研修を受けたものが行うこと。院内研修の指導者は、関係機関あるいは評価に習熟したものが行うおおむね2年以内の指導者研修を受けていることが望ましい」と記されている。このように記されているのは、第一に、診療報酬改定による評価方法の変更や追加事項に対応し確実に評価を行なうためである。第二に、評価項目の理解が不十分なことにより、誤った評価を行い続けることがないように、院内研修指導者に対し、定期的にブラッシュアップを行うことが必要だからである。

　院内研修においては、新人に対しては当然であるが、現任者、中途採用者にも漏れなく実施し、評価結果を保証し評価の質を担保する必要がある。「看護必要度」評価は、評価基準（手引き）に照らし合わせて、対象（患者）を観察し判断する行為である。したがって、「看護必要度」の評価結果を正しく導き出すために、評価者の訓練や継続教育が重要であることは言うまでもない。

　また、評価が適切に行われているかどうかは、自施設で監査機構を整備し、第三者による監査にいつでも対応できるようにしておかなければならない。そのため施設内監査をする場合は、定期的に行う方法か不定期（抜き打ちで）で行う方法も取り入れて行うほうがよい。また、監査の結果、不十分であったスタッフに対しては、丁寧にフィードバックし、再教育を行う必要がある。

　「看護必要度」は「入院患者に提供されるべき看護の必要量」と定義され、すでに急性期・慢性期を問わず、診療報酬制度への導入が拡大されていることから、評価の精度を高め維持するために、一人ひとりの教育研修が欠かせない。

　「看護必要度」の精度が高いレベルで維持され、発展していくためには、スタッフ教育、継続的サポート体制、データアセスメントとモニタリング、監査機構、専従者または専任者の配置、予算の確保が重要な点としてあげられる（表2-21）。

　このうち、スタッフ教育とデータアセスメントとモニタリングについて述べる。

2 スタッフ教育

　「看護必要度」評価の精度を高く保てるかどうかは、毎日、評価を行うスタッフ一

表2-21 「看護必要度」の維持・発展に必要な要素

①スタッフ教育
②継続的サポート体制
③データアセスメントとモニタリング
④監査機構
⑤専従者または専任者の配置
⑥予算の確保

人ひとりの評価力による。それには、教育や訓練が必要となるが、対象は、新規採用者、中途採用者、病棟以外からの配置転換者などさまざまである。「看護必要度」の評価者には院内研修を受講することが義務づけられているため、初心者は院内教育プログラムの中に位置づける必要がある。現任者にも、定期的（1～2回／年）に研修を組み込み全員の参加を促す。また、1人でも反復学習ができるよう、eラーニングや自習用教材ビデオによる視聴覚教材の活用が有効である。

受講証明や合格証等を発行するのも明確な意識づけとなる。また、「看護必要度」評価の精度を高め、保ち続けるための教育の方法は、臨床の場によって異なるだろう。

2018（平成30）年度の改定では、ICUにおいては、「ICU用の重症度、医療・「看護必要度」評価票」によりA得点4点以上、かつ、B得点3点以上の患者が8割以上いることが、「特定集中治療室管理料Ⅰ・Ⅱ」取得の条件となっている。また、HCUでは、「HCU用の重症度、医療・「看護必要度」評価票」により、A得点3点以上、かつ、B得点4点以上の患者が8割以上いることが、「ハイケアユニット入院管理料Ⅰ」取得の条件となっている。

リスクを伴う身体管理が中心となる、ICUやHCUにおいては、新採用者に対する「看護必要度」の教育は、優先順位が低くなりがちである。新採用者は多くのことを覚えなければならないが、マンツーマン指導の期間は長い傾向にあり、ワンフロアーであることもOJTには有利なため、「看護必要度」の実践教育は行いやすい。診療報酬のしくみや医療制度についての知識を入れた、中堅者の先輩による学習会を企画することなどは、相互の学びとなり、有用であろう。

患者アセスメントの具体的な方法についてマンツーマン指導を行い、新採用者が独り立ちしたときには、新人が評価した結果と先輩看護師の結果を付き合わせ、個別指導を行う。指導結果は看護師長に報告され、看護師長は評価者として適切かどうかを判断するといった流れがあると考える。

一般病棟においても基本的に同じことがいえる。一般病棟への配属は、既卒者よりも新卒者が圧倒的に多く、評価の経験などは全くないことを念頭におきながら、患者一人ひとりを毎日評価する意義とアセスメントの方法を指導する。中央の集合教育においては、「看護必要度」担当の委員会やプロジェクトチーム、あるいは「看護必要度」の専任者、兼任者が企画案を立て、看護部長の承認を得る。研修においては、演習やテストを伴い評価者としての確認を行う。しかし、中央研修では具体的な効果は期待できないことが多く、プリセプターによる日々のマンツーマン指導が中心となる。そのため、プリセプターの人選においても、評価者として十分な能力をもつ指導者を確保する必要がある。

中途採用者への教育は、既卒者が多く、散発的に入職するため、忘れられがちであるので、「看護必要度」担当者やプロジェクトメンバーは、中途採用者に対する典型的な教育計画やプログラムにあらかじめ組み込んでおくなど、漏れることのない仕組みにしておくべきであろう。

3 データアセスメントとモニタリング

　毎日、発生する院内の「看護必要度」データを監視し、変化や誤りを発見するモニタリングの機能は必須となるだろう。データより日々の患者状況を捉え概括的に判断する、明らかなエラーについては、すぐに現場の管理者へフィードバックする機能が院内のどこかにあるとよい。

　筆者の経験では、看護部にその機能があった。毎朝8時半に、看護部長、副看護部長は、夜間管理看護師長からの報告を受けるが、このときに昨日のデータが「看護管理日誌」となって一覧で出てくる。患者数、入退院、重症度レベル（タイプ別）、看護職員の労務管理データが、各セクション別に、合計・平均値が表出される。ここで、不自然なデータを発見すると、その原因を話合い、予測し、副看護部長の現場ラウンドでデータアセスメントの確認や修正がなされていた。

　モニタリングの仕方はそれぞれの施設のやり方で異なるが、看護管理者の目を早期に通る必要があると考える。施設によっては、看護部に師長全員が集合してミーティングを行っているところもあり、その場を活用していることも多い。もちろん、病棟の看護師長は朝一番に実際にこのモニタリングの仕事を行っている。

　このようなことから看護師長はデータアセスメントに強くなる必要がある。診療報酬の細分化とともに、自らの病棟のデータに責任をもつことが求められる。1週間、1か月の集積データをみて、項目ごとの評価の判断に大きな問題がないかをみる。データは数か月、1年と集積するほどに貴重なものであり、活用しやすいように、集計や分析の方法を検討し、自施設の看護管理へ活用すべきである。

　また、病棟内で個々の患者のアセスメントについて、同僚や先輩が指摘し合う風土が大切である。その役割をもつ委員が病棟内に複数いれば指導的にかかわることができる。アセスメントがしっかりできるスタッフがいる病棟は患者・家族にとっても心強い。

　「看護必要度」の信頼性を維持するためには、監査機構をもち、組織的に取り組む必要がある。しかし、大切なことは、監査を意識する・しないにかかわらず、各職場に、「看護必要度」の精度を保ち、モラルハザードを防止する風土があること、そして、看護師長や主任などが患者の評価データが的確であるかどうかをみながら日常業務や看護管理を行っていることである。このことは、日々監査を行っていることと等しく重要である。それは、監査者である看護師長や主任、あるいは評価指導者が、評価対象である患者の実際の状態を知っており、そして、評価者である看護師個々の能力や特性をよく知っているからである。

引用・参考文献
1) 岩澤和子、筒井孝子監修：看護必要度、第6版、日本看護協会出版会、2016

第3部

新たな「重症度、医療・看護必要度I」の評価の実際とマネジメントへの活用
―ビデオ事例の理解と評価のために―

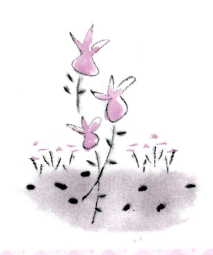

1 患者評価の実際と留意点

1 はじめに

　「重症度、医療・看護必要度（以下、「看護必要度」）」は、臨床における看護の実態を綿密に調査分析し、"患者に必要な看護量"を測るツールとして日本で初めて示されたものであり、今では、臨床におけるマネジメントツールとして、さまざまなかたちで活用されている。「看護必要度」で看護の必要量が可視化され、診療報酬に反映されることにより、看護の必要量に応じた人員配置のみならず、それに伴う医療提供に変化がもたらされたことは周知のことである。「看護必要度」により患者の状態が明らかになることにより、病床管理やクリニカルパスなど標準的な医療が推進され、これまでの医師中心の診療から、患者の状態を中心に考えながら、効率的で最適と思われる医療を、医師、看護師、薬剤師、事務職などチームで考えることができるようになってきている。

　ここで改めて医療の質評価の視点からみた「看護必要度」評価の意義を考えながら、ビデオ事例を通じて、変化する患者像の評価の実際と留意点について解説したい。

2 「看護必要度」と医療の質評価について

　A・ドナベディアン[1]は、「質の高い医療とは、治療の全過程で期待しうる効果と、予測しうる損失とのバランスの上でもたらされる患者の福祉（patient welfare）を最大化できる医療である」と述べているように、医療の質保証には、診療の結果、サービス生産過程、サービス提供の過程、治療後の経過観察、意見への対応など、構造（structure）、過程（process）、結果（outcome）の3つの側面にかかわる内容が評価される。

　ドナベディアンモデルと「看護必要度」を照らしわせてみると、構造（structure）は看護師の配置、過程（process）は看護アセスメントと記録、結果（outcome）は看護必要度得点の変化となる。

　「看護必要度」は、まさに看護サービスの一連の行為を評価できるツールである。「看護必要度」の看護管理での活用は、人員配置で最も活用されていると報告されているが、他の活用としてクリニカルパスやインシデント分析など、人員配置から退院支援まで多岐に渡り、マネジメントツールとしての役割は大きい。

1 「看護必要度」における構造 (structure) とは

医療の最適化を図るために、構造（structure）で整えなければならないのは看護師の配置である。看護師の配置は、自施設の「看護必要度」の分析から始まる。

各病棟の"患者に必要な看護量"を「看護必要度」から測り、患者別分類を行い、必要な看護体制を確認する。入院、退院や手術などイベントに伴う変化や、患者の状態の変化など、1日単位で変化する患者の状態を評価することで、1日の看護の必要量を明らかにする。患者の状態を反映した1日のデータを積み上げて分析することで、入院する患者の傾向がわかってくる。

また、病院全体のデータを積み上げ、ベンチマークすることで、病床コントロールや人員配置について全体を捉えたマネジメントができるようになる。その結果、看護師間のリリーフの派遣（相互応援）や、配置人数の再考、看護師メンバーの再考、病棟の担当診療科の再編、病床再編など、医療の質を担保し、患者の状態・状況にあった看護師の適正配置や、地域における自病院の立ち位置を考えた医療の最適化にまでつながっていく。

2 「看護必要度」における過程 (process) とは

看護サービスを提供するなかで、この過程はまさに看護実践の過程である。「看護必要度」は看護水準を評価するメルクマール（指標）であり、毎日測定することは、看護の水準を測っていることになる。

研究を重ねたツールは、"看護の技と判断"を客観的に評価するものであり、全国どの場所でも看護サービスが発生するところで「看護必要度」を使用し評価すれば、そこに患者の状態や看護サービスの実態が再現できるものである。看護師はその日に行った看護行為を評価し、患者の状態と看護の内容をアセスメントすることで、行った看護の過程を振り返り、看護サービスの評価、つまり看護の質評価を行っているのである。

当然ながら、行った看護行為は記録に残すことが必要であり、評価をした証拠として「看護必要度」の記録は残される。また、アセスメント後は、看護計画に必要な計画を記載し、プロトコールを決定していくことができる。この生業が最も大切なものであり、記録を書くことや一定の基準で評価をすることが、看護の質評価につながるという本質を理解することが必要である。

3 「看護必要度」における結果 (outcome) とは

医療提供にかかる結果（outcome）は、看護実践だけで評価されるものではないが、「看護必要度」は、変化する患者の状態を点で評価するだけではなく、点から線につないで評価することができる。

「看護必要度」評価点数から、患者の状態変化を読み取り、それを分析すること、すなわち、A得点やB得点の変化について比較検討することで、看護介入の方法につ

いて評価し、検討することができる。とくにB得点は、保助看法で示されている看護師の役割の「療養上の世話」にあたるところであり、看護ケアの介入方法について評価内容から検討し、質の保証を考えなければならない。

3 「看護必要度」の評価の実際と留意点

　医療の進展により在院日数の短縮化は進んでおり、急性期における患者の状態の変化は速く、多職種による医療介入は必須となっている。

　「看護必要度」の評価は、急性期の患者の状態を中心に評価する点から、患者の状態変化に伴う正確な評価が必要である。毎日の評価時間は各施設において一定の時間を決めて行っているが、あくまでのその時点の評価は"点"の評価であり、評価は24時間継続して行い、"線"につながるものであることを忘れてはならない。

　さらに、看護の過程（process）と結果（outcome）を表す「看護必要度」評価は、急性期医療が行われた期間のみでなく、回復期、在宅までにつながる資料になることを視野に入れておく必要がある。

　つまり、「看護必要度」は、常に時間軸のうえに成り立ち、1日の評価が点から線につながり、被評価者の個別のデータとなるということである。したがって、評価訓練を行う場合も、時間軸を意識して評価を行うことが求められる。

　では、ビデオ事例を用いながら評価の留意点を考えてみよう。

1 評価基準の確認を行い評価する

　「看護必要度」の評価内容は、重症集中治療室用、ハイケアユニット用、一般病棟用に用いるA項目、一般病棟用に用いるC項目、共通項目のB項目がある。それぞれの項目に評価基準があり、その基準が満たされているかを確認しながら評価を行うことが必須となる。

　評価基準で押さえておく最大のポイントは、すべての項目評価の"根拠となる記録"の有無とその充実である。全国研修会のビデオ事例は、記録があることを前提として、評価しているが、臨床においては記録がなければ評価対象にはならないのである。

　とくに、診療の補助行為にあたるA項目、C項目は、医師の指示や手術記録が、指示書や手術記録にあることが判断する際の要件となる。C項目に関しては、「手術室や検査室で行ったことを一般病棟で評価をする」という、異なった場所で行った医療行為を評価する考え方は、今までになかったものであり、確認作業が何らかのかたちで発生することになった。

　すべての項目で実施を評価するためには、看護師の記録または多職種の記録が必須となった。それぞれの評価基準に示されている内容を、フローシート、経時記録、サマリーなど、記載方法は自由であるが、重複がなく、簡潔でありながら患者の状態を

表すことが求められることになったのである。これは、看護介入のプロセス、すなわち、看護の軌跡が評価されることを意味する。

　ここでの事例は、術後2日目の評価について示している。評価で確認すべき点は、①A項目評価は、医師の指示が変更になったことを意識しながら評価を行うこと、②B項目は、患者の自立度と医師の指示を確認しながら評価を行うこと、③C項目評価は、必ず医師の記録があり、医師とともに確認することである。

2 評価日の患者の状態変化を確認し正確に評価する

　「看護必要度」は、評価に時間軸があることを常に意識しておくことが重要となる。「看護必要度」は、時間軸と患者の状態を両軸として、刻々と変化する状況を評価しながら、1日の総合評価を行うものである。つまり、看護師が行うケアの手のかかり具合を評価しながらも、総合評価では、その日の最も重い状態が評価されることとなる。

　臨床では、多くの施設は評価時間が設けられて評価されることになるが、まずは評価時点の患者の状態が評価され、評価時点までの指示の変更や患者の自立度などの変化を確認することになる。急性期病院では、緊急入院や手術・検査などのイベントがあることがほとんどなので、評価日の前日から、引き続く項目はとくに注意が必要とされる。

　事例に基づき、時間軸を確認しながらの評価が必要とされる点について解説する。

❶救急搬送評価

　入院当日は救急車で搬送され、一般病棟に入院している。A項目の救急搬送は一般病棟で2日間の評価対象となる。10月20日夜間に入院しているので、20日と21日が該当するが、評価日は22日なので、この項目は該当しない。救急搬送評価の開始日と継続できる期間を確認しなければならないことに留意する。

❷手術実施評価

　手術実施日は10月21日であり、術式確認で「腹腔鏡下胃切除術」と確認していることから、21日を開始日として3日間が該当する。評価日の22日は、術後1日目であることから、「あり」の該当となる。C項目は評価開始日を起点として、決められた期間に連続して評価対象となることが特徴である。

　一方でその特徴から、開始日を間違えることによる過大、過小評価は起こりやすい。また、この事例は一般病棟に術後入室しているが、ICU病棟などC項目が評価できない病棟に一端、入室することで、評価開始日が間違いやすいという傾向があるため、注意が必要である。

❸術後指示の変化に伴う評価

　術後患者の状況は刻々と変化し、患者の状態に応じて医師の指示も変化する。それに伴い、A項目、B項目の評価内容も変化することが多い。

　事例は胃切後術後2日目であり、術後1日目の術直後の指示から2日目の指示変更があり、それによってそれぞれの介入が評価の対象になるか判断が必要となる。手術

当日から術後1日目の朝までドレーンや酸素が実施されているが、10時以降は抜去の指示があることから、評価時間には挿入されていない。しかし、評価は状態の重いほうを評価することから、評価時間前の状況を確認して評価することとなる。日常生活の援助に関しても、動作制限の有無により評価が変わってくることも忘れてはならない。

❹危険行動評価

危険行動の評価は、最長の1週間の時間軸を考えなければならない項目である。他の項目と異なり、患者の状態の判断とそれに対する対策がなされていることがポイントとなる。計画に沿った看護介入のプロセスが記録で表されており、その介入によりアウトカムがどのようになっているかを評価するものである。

事例では、術後当日に発生したせん妄状態に対して薬剤を投与するとともに、せん妄チームが介入し、危険行動に対する対策を立案し、実施している。

このように、この項目は、危険行動の一瞬の対応を評価するのではなく、1週間という時間軸のなかで、看護のアウトカムを評価する新たな項目であることを理解しながら、対策とその結果を日々の記録に残し、評価することがポイントである。

3 多職種連携による介入評価を考える

多職種連携の詳細は後の解説に委ねるが、医療現場ではあらゆるチームが介入し、連携を行いながら、患者の状態回復に力を尽くしている。

事例のなかでも、それぞれチームとして連携しながら実践を行っていることが理解できると思う。評価時に注意すべきところは、看護師の身近で協働しながらケアを行っている看護補助者の行為は評価にならないことである。看護師を補佐している場面は、看護師の実施行為として評価ができるが、看護補助者単独で行っている行為については評価の対象にならない。この点を確認しておきたい。

4 まとめ

「看護必要度」は、患者の重症度を評価することで、"患者に必要な看護量"のみでなく、看護介入の過程（process）と結果（outcome）を明らかにすることができる。医療の実際は、常に現在進行形であり、流れる時間軸がある。急性期医療の評価には、今行った行為を評価する時間軸と患者の状態の両側からの評価が必要である。

引用文献
1）アベティス・ドナベディアン、東尚弘訳：医療の質の定義と評価方法、健康医療評価研究機構、2007

参考文献
1）岩澤和子・筒井孝子監修：看護必要度　第6版、2016
2）筒井孝子：介護サービス論、ケアの基準化と家族介護のゆくえ、有斐閣、2001

2 患者評価の信頼性を高めるための院内の連携

　2016（平成28）年診療報酬改定より、C項目やA項目の「救急搬送後の入院」が加わり、チーム医療の推進を踏まえて、「重症度、医療・看護必要度」（以下「看護必要度」とする）の一部の評価項目で看護師以外の職種の処置や介助の実施も認められた。患者評価の信頼性を高めていくには、看護職だけでなく病院全体で、多職種が連携して「看護必要度」評価や監査ができる体制の整備が求められる。

　多職種との連携を進めるためには、病院全体で取り組むことが重要である。2016年の改定後、すぐに病院長の諮問機関としてチームを立ち上げ多職種で評価や監査に取り組んでいる病院がある一方で、多職種との協働がなかなか進まなかった病院もあると聞く。これは、病院経営に「看護必要度」評価が影響していることを、病院幹部が意識しているか否かによる対応の違いであろう。病院幹部が看護必要度評価に関心が低い場合は、看護部として「看護必要度」評価が病院経営に影響することをしっかり伝えて、病院全体で取り組めるような働きかけが必要である。

　すでに2016年から、理学療法士、作業療法士、言語聴覚士や薬剤師と患者の支援内容を看護師と共有できるような記録の検討や、医事課と課金データを使って監査を行っていたK病院では、「看護必要度」評価結果が27〜28％から31〜33％と向上していた。このように多職種で連携して患者評価を行うと、患者評価の信頼性が高まり、「看護必要度」の評価結果にも大きく影響する。そして多職種で患者評価を行っていくには、部門を超えた院内連携が必須である。

1 患者評価における多職種連携の実際

　患者が入院すると、医師は診察を行い、診断に基づいて治療や処置を行う。医師の診断や指示のもと、看護師をはじめ、理学療法士、作業療法士、言語聴覚士や薬剤師、栄養士など多職種で患者にかかわり、チーム医療が行われる。

　今回のビデオの事例患者で考えると、入院時は救急の医師がかかわり、その後消化器外科の医師が引き継ぎ、また看護師も患者の移動に伴い、救急の看護師から、病棟看護師、そして手術の際には手術センター看護師もかかわっている。そして、精神科医師やリエゾン看護師、薬剤師を含めた認知症ケアチームの介入、退院支援ナースとケアマネジャーなどの退院支援に向けたかかわりを行っている。

　今回の事例には登場しないが、理学療法士も術後の離床に向けたリハビリテーションにかかわるであろうし、食事療法に関して、栄養士も介入して退院に向けて援助を

行っていくであろう。患者に最善の治療・ケアを行うために、複数の医療スタッフが患者にかかわり、それぞれの立場から患者評価を行い、専門的スキルを発揮する。このような患者にかかわる職種それぞれが患者評価を行うと、正確で信頼性の高い患者評価となる。そのためには、看護師以外の職種も「看護必要度」を用いて患者評価を行えるように、「看護必要度」の院内研修を行うことや、どのように情報共有するかなどを検討しなければならない。

1 医師との連携

　医師は患者に必要な指示を出し、治療を行う。手術が必要な場合も、術式の決定は医師である。医師の正確な指示の記載や手術記録が、信頼性の高い患者評価につながることを医師に理解してもらう必要がある。Ｋ病院では、「看護必要度」評価結果を病院幹部の会議で看護部長が毎月報告し、評価結果の改善に向けて提言を行っている。その取り組みにより、院長をはじめ、診療科医師からも看護必要度評価への関心が高まり、具体的に何をすればよいか示してほしいとの要望が出るまでになった。

　また、病院長の諮問機関のチームがあるＳ病院では、医師に「看護必要度」評価について、「看護必要度」が医療の水準を評価する指標になることや医師の指示入力や医療行為が医療資源投入量に反映することを説明し、正確なカルテ記載を依頼している。たとえば、術後のドレーン抜去やガーゼ交換時に医師が１人で処置を行い看護師に伝わっていないケースが認められた。そこで医師が処置を行ったときの記録を促した。このような気づきを医師と共有し、医師の記録や指示がきちんと記載され、正しい患者評価につながっている。

　「看護必要度」のＡ項目とＣ項目は、患者に行われた治療・処置に基づいた評価である。その治療・処置を行う医師に正しく「看護必要度」を理解できるよう働きかけることは重要である。なぜならば、「看護必要度」は、「患者に提供されるべき看護の必要量」であり、「適切な治療・処置が行われている」という前提に基づくからである。「看護必要度」を正しい「ものさし」として活用するためにも医師との連携は重要になる。

2 薬剤部門との連携

　2012（平成24）年診療報酬改定で病棟薬剤業務実施加算が導入された。病棟薬剤師が配置された病院では、病棟薬剤師に専門的治療・処置の項目の薬剤に該当するかどうかの確認依頼などの連携がすでに始まっていた。2016（平成28）年度の改定後にさらに連携を強化する取り組みが進んでいる。Ｋ病院では、「看護必要度」の院内指導者が薬剤師に勉強会を行い、評価の必要性やその方法について検討し、病棟薬剤師との連携強化を行った。病棟での看護師と薬剤師の情報共有に向けて、薬剤師の説明指導の記録や、薬剤投与に伴う患者の観察項目や看護計画の内容についても見直しを行った。この薬剤師との取り組みにより、Ａ項目の専門的治療・処置の薬剤に関する項目の評価得点上昇と整合性につながっている。

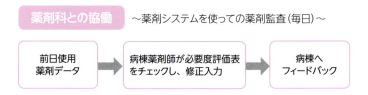

図 3-1　S病院での薬剤師との連携例

　S病院では病棟薬剤師によるA項目の薬剤の評価を「看護必要度」の指導者研修を受講した薬剤師が中心となって行っている。薬剤にかかる評価は監査結果ではおおむね適正で、さらに薬剤師間で共有して確実な患者評価につなげるために、ステロイド剤の投与目的があいまいな場合は処方医に確認するといったルールを決めるなど運用を見直している。

　また、看護師が活用できる該当薬剤の一覧表の作成や、評価結果の監査にもかかわり、1日遅れで病棟薬剤師が、対象となる薬剤を使用している患者の評価を確認し、必要であれば直接修正している（図 3-1）。これらにより、信頼性の高い患者評価につながっている。

3　理学療法士、作業療法士、言語聴覚士、歯科衛生士との連携

　理学療法士、作業療法士、言語聴覚士は患者のADL向上にかかわり訓練を実施する。また、歯科衛生士は口腔ケアを行う。これらの職種との連携により、とくにB項目の患者評価の信頼性はさらに高まる。リハビリ部門や歯科衛生士の責任者に協力を求め、職種の特性によって共有しやすい部分や運用が異なるため、それぞれの療法士と運用について検討を行い、決定した運用方法を各部門内で共有・浸透させていくとよいであろう。

　理学療法士、作業療法士、言語聴覚士や歯科衛生士は、病棟に出向いて患者とかかわる。多くの病棟があるK病院では、スムーズな運用につながるよう病棟の「看護必要度」担当看護師とそれぞれの職種が話し合いながら連携を行っている。理学療法士、作業療法士、言語聴覚士との連携では、B項目にかかわるカルテ記録について看護師と共有しやすい記録のテンプレート化（図 3-2）や、B項目の評価が患者の状態と合っているか確認して、その情報を看護師に伝えてもらっている。これらの職種との連携はB項目の評価得点の上昇につながり、「看護必要度」評価の精度の向上につながっている。同時に看護師の記録も重複した記録とならないように、見直しを行った（図 3-3）。

4　診療情報管理課・医事課との連携

　2016（平成28）年度の診療報酬改定で追加された「救急搬送後の患者（2日間）」「無菌治療室での治療」やC項目の評価に際しては、専門的な判断が必要になるため、診療情報管理士や医事課との連携が必要である。「救急搬送後の患者（2日間）」は「看護必要度Ⅰ」だけの項目となった。この項目は、DPCデータ様式1と照らし合わせて、

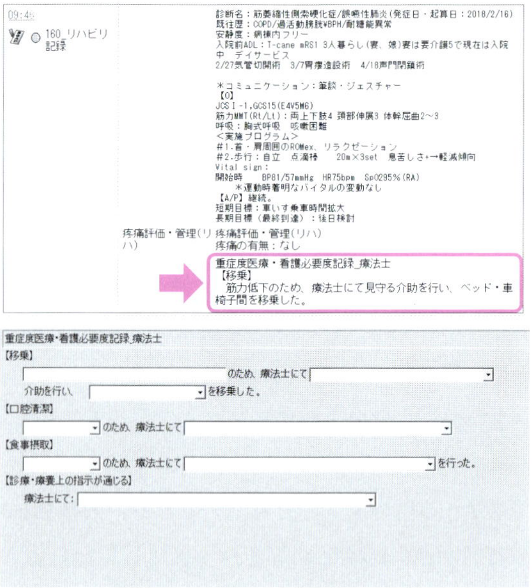

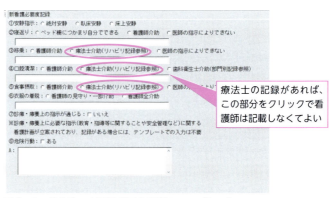

図3-2　K病院でのリハビリ療法士の記録とテンプレート
（上段：記録の実際、下段：リハビリ療法士テンプレート）

図3-3　K病院での看護必要度記録のテンプレート
〔看護師のB項目の記録（テンプレート）〕

評価漏れや過剰評価を確認できるが、一般病棟以外を経由した場合は除かれるため、定義を理解して評価することが重要である。

また、C項目は、手術室看護師が術式を医師に確認してリスト化し、そのリストをもとに病棟で監査している病院や、術式とKコードを紐づけてシステム化している病院もある。システム化には、術式とKコードについて医師と協議を行い、マスタの整備をする必要があり、医事課に加え情報システム課などの協力も必要になる。

ただし、この場合、C項目がKコードと完全に一致しないので、定義が理解できるように診療情報管理士や医事課職員に評価者訓練を行う必要がある。医事課や診療情報管理士と連携が難しい場合は、今回のビデオ事例のように、C項目評価では手術室看護師（内視鏡では内視鏡室の担当看護師）など、担当した看護師が医師と連携して担当している病院もあるため、手術室や内視鏡室の看護師との連携も必要である。

2016（平成28）年度の診療報酬改定でDPC報告項目に「看護必要度」データ（Hファ

イル）の提出が加わった。それを受けて、評価漏れや過剰評価の減少を目的に、月に1回DPCデータとHファイルを突き合せ、診療情報管理士や医事課と協働して監査を行っている病院は多い。

今回の診療報酬改定では、EFファイルからのデータ抽出によるA項目やC項目の評価（看護必要度Ⅱ）が認められた。次回改定に備えて、EFファイルを用いた看護必要度データ（Ⅱ）と「看護必要度Ⅰ」の評価結果の差異についての検討や、データの精度を上げるためにも、医事課や診療情報管理課との連携は重要である。

2 多職種との連携における課題

今回のビデオ事例では、認知症ケアサポートチームや退院支援に向けた介入に退院支援ナースやケアマネジャーが介入している。2018（平成30）年度の改定では、「A項目1点以上かつB項目3点以上」のうち、「診療・療養上の指示が通じる」「危険行動」のいずれかに該当すれば、「該当患者基準」と扱うことになった。

これは、認知症やせん妄などの患者に対するケアに時間を要しているとの意見が反映されての見直しであろう。認知症やせん妄などの対応に専門チームが介入することで、より適切な患者評価を行う機会となる。専門チームと連携しての患者評価や記録について、検討している病院もあるようだ。

高い専門的スキルをもつ医療職がチームでかかわることは、患者にとっては有益であり、質の高いケアや信頼性の高い患者評価につながる。院内で活動している専門チームには、必ず看護師や理学療法士、作業療法士、言語聴覚士、薬剤師などが加わっている。患者評価や記録についての検討も進めやすい。

今後は、このようなチームとの連携も重要になる。また、栄養士との連携が進んでいる病院はまだ少ないだろう。院内で連携が進んでいない専門職とどのように連携していくか、より信頼性の高い患者評価に向けて、院内での連携をさらに進める取り組みは看護管理者としての重要な課題である。病院のすべての職種が協力して、タイムリーにスムーズに連携できることは、「看護必要度」の患者評価を高めるだけでなく、病院経営にとっても重要な戦略の1つになると考えている。

参考文献
1）岩澤和子・筒井孝子監修：看護必要度、第6版、日本看護協会出版会、2016
2）田中彰子他：「看護必要度」取り組み事例集、看護、68（11）、2016

3 患者評価の看護管理への活用

1 入院の決定

　今回のビデオでは手術予定の後期高齢者が救急搬送されて、緊急処置、入院そして手術という経過をたどっている。これは、救急体制を設ける急性期病院ではよくある事例といえよう。ビデオに登場する患者は消化器内科一般病棟に入院したが、病院のシステムや状況によっては必ずしも一般病棟入院とはかぎらない。なぜなら一般病棟の運用や稼働率の影響、検査や処置後の観察が必要なケースなど、救命救急病棟やHCUへ入院するケースも少なくないからだ。

　また、2018年度の診療報酬改定では、地域包括ケア病棟への入院も促進されていることを考えると、高齢化が進み、入院患者の約6割が70歳以上である現在、夜間など救急搬送される患者がどのような状態で、どの病床に入院することが適切なのかを速やかに判断できるシステムが必要となっている。「患者に提供されるべき看護の量」「看護師の適正配置」のためのツールである「重症度、医療・看護必要度」（以下、「看護必要度」）は、病院全体の重症度バランスの把握ができるため、病床管理にも効果的に活用できる。

　たとえば、日々の病棟ごとの「看護必要度」の推移は重要で、緊急入院患者の病棟を決定する指標とすることができる。とくに、2018年度から新しい評価基準に加えられた「診療・療養上の指示が通じる」「危険行動」せん妄や認知症に関する評価は、夜間業務の多忙さにも大きく影響しているため、ベットコントロール上有効な情報である。

　また患者の安全のために救命救急病棟やHCUなどの病床を利用したいと思っても、診療報酬上で重症患者の占める割合が条件とされるため、慎重にならざるをえない現実がある。しかし、表3-1のような表を用いることで、管理者の迅速な判断につながるのではないかと考えている。

　この表は、ICU・HCUのそれぞれで何割の重症患者が入院したかをリアルタイムに表示するシステムである。医師、看護師、事務など関係者が確認し、夜勤前のミーティング時に情報共有を行って有効にベッドを活用することができる。

　手術後に患者が数日間ICUやHCUに入室する場合、一般病棟の重症度が一時的に低下するなどの影響が及ぶことがある。これらの病床で集中的な治療や人員を費やす期間と、一般病棟での医療・看護を可能とする重症度のラインをどこに設定するかは、経営のみならず人員配置、人材育成や教育の面から管理者として重要な視点といえる。

　ちなみにS病院でのICU入院患者のA項目平均は（9.3）、B項目平均は（9.2）、HCU

表3-1 病床利用率および重症度達成率集計表
■集中治療センター

区分		項目	〇年/〇月/〇日											
			1	2	3	4	5	6	7	8	9	10	11	12
ICU	当日	在院患者数	8	7	7	7	8	6	5	6	7			
		重症患者数	8	7	7	7	7	6	5	6	7			
		取扱患者数	9	9	9	9	12	10	8	8	8			
		病床利用率	100.0	87.5	87.5	87.5	100.0	75.0	62.5	75.0	87.5			
		病床稼働率	112.5	112.5	112.5	112.5	150.0	125.0	100.0	100.0	100.0			
		重症達成率	100.0	100.0	100.0	100.0	87.5	100.0	100.0	100.0	100.0			
	累計	在院患者数	8	15	22	29	37	43	48	54	61			
		重症患者数	8	15	22	29	36	42	47	53	60			
		取扱患者数	9	18	27	36	48	58	66	74	82			
		病床利用率	100.0	93.8	91.7	90.6	92.5	89.6	85.7	84.4	84.7			
		病床稼働率	112.5	112.5	112.5	112.5	120.0	120.8	117.9	115.6	113.9			
		重症達成率	100.0	100.0	100.0	100.0	97.3	97.7	97.9	98.1	98.4			
		重症限界数	2	3	5	7	8	9	10	12	14			
HCU	当日	在院患者数	8	4	6	7	9	9	11	6	4			
		重症患者数	8	4	5	5	8	8	8	5	3			
		取扱患者数	12	9	6	8	14	14	17	15	7			
		病床利用率	66.7	33.3	50.0	58.3	75.0	75.0	91.7	50.0	33.3			
		病床稼働率	100.0	75.0	50.0	66.7	116.7	116.7	141.7	125.0	58.3			
		重症達成率	100.0	100.0	83.3	71.4	88.9	88.9	72.7	83.3	75.0			
	累計	在院患者数	8	12	18	25	34	43	54	60	64			
		重症患者数	8	12	17	22	30	38	46	51	54			
		取扱患者数	12	21	27	35	49	63	80	95	102			
		病床利用率	66.7	50.0	50.0	52.1	56.7	59.7	64.3	62.5	59.3			
		病床稼働率	100.0	87.5	75.0	72.9	81.7	87.5	95.2	99.0	94.4			
		重症達成率	100.0	100.0	94.4	88.0	88.2	88.4	85.2	85.0	84.4			

(S病院、集中治療センター作成)

においてはA項目(4.4)、B項目(7.9)となっている。これら「看護必要度」の評価は、一般病棟転室時にさらに低値を示すことになるが、その転室ラインは診療科や疾患、転室する先の病棟、また季節によって違いが生じている。

「看護必要度」は先にも記したとおり「提供されるべき看護の量」「看護師の適正配置」のツールであるから、言い換えれば、患者はその病態により、適切な看護量が提供される看護師のいる病棟に入院しているはずである。「看護必要度」の部署内の推移、部署間の推移をモニタリングし、多職種間での共通言語とすることで、自施設のみならず地域の医療資源の効率的・効果的活用に大きく貢献することができる。

病棟編成への活用

高齢化が進む現状では、複数の合併症や慢性疾患をもちながら急性期病院に入院するケースが増え、病床の考え方も「〇〇科のベッド」ではなく「全科共有の病院ベッド」が定着しつつある。しかし季節や設備、スタッフ事情など諸事情で病床稼働率の変動が発生するため、定期的に病棟編成を実施している施設は多いであろう。

図3-4は、診療科別の「看護必要度」の基準超え患者数の月別推移を示している。これより入院患者の傾向が大きく変動する前の5月と11月に病棟編成を実施するこ

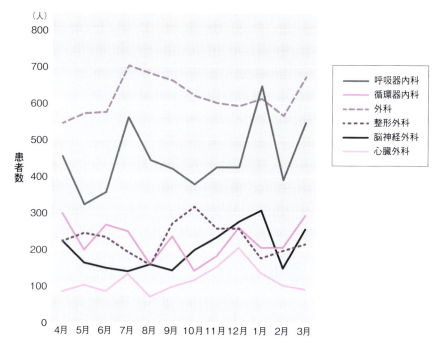

図3-4 2017年度「看護必要度」の基準超え患者数（K病院） 任意の6診療科

とが望ましいことがわかる。

　また、S病院の病床編成は診療科間の競い合いを助長するものではなく、その時々において地域の高度急性期を担う基幹病院の診療科として、一定の病床分は責任をもとうという考え方が基盤となっている。実際には、診療科別の「看護必要度」重症度割合と病棟別の重症度割合を比較検討し、調整する方法を多く用いている。

　一方で、さらに地域包括ケアシステムを見据えた地域医療ビジョンを具体的に示さなければならない今、改めて看護管理者には病棟毎の機能をマネジメントすることが求められている。

　まず自身が所属する医療施設は、地域でどのような病床機能をどれだけ担う計画になっているのかを知る必要がある。そのうえで病床単位、病棟単位で評価したとき、その結果が病院全体としてバランスのとれた内容になっているか、また「高度急性期」「急性期」「回復期」「慢性期」など求められる機能を十分に果たすことができているのかを確認しなければならない。時々、施設内で同じ急性期病棟であっても、特定の病棟のみ「看護必要度」の該当患者の高い病棟があったり、極端に低い病棟があったりするが、これはおそらく「看護必要度」などを参考にした患者の重症度を中心に病棟編成されているのではなく、診療科の主張が大きく影響する施設であると推測する。1床1床の機能を具体的に示す時期に入り、看護管理者がいかに「看護必要度」のデータを使って、病院全体に情報を発信できるかが問われている。

3 人材の病棟配置

「看護必要度」の評価項目に注目しながら病棟ごとの特徴を分析することも有効である。たとえば、該当患者の割合が同じ病棟であっても「A項目」の評価が高いのか、「B項目」の評価が高いのかで看護師配置を優先するか、看護補助者とともに行動することで補える部分はあるのかなど、人員配置に関してもいろいろな可能性を検討することができる。

図3-5は、2018年2月の入院患者におけるA項目評価で薬剤などに関する結果を示している。h病棟やi病棟は抗がん剤の点滴、内服そして免疫抑制剤の使用頻度が高い。b病棟、d病棟も麻薬や昇圧剤、抗血栓塞栓薬など薬品に関する「専門的な治療・処置」の評価が高くなっている。これらの病棟は、他の病棟より優先して薬剤師による服薬指導が必要とされる。病棟薬剤師は各病棟1人ずつ配置されることが条件となっているが、休日や勤務シフトを考慮してS病院では1.5人配置としている。

薬剤に関する「看護必要度」評価は、用途やジェネリックの開発が影響することから、薬剤師の協力は欠かせない。S病院では、院長直轄の顧問機関として「看護必要度」チェックチームが活動し、多職種連携を進めており、薬剤師との連携を密にしている。この詳細は前項で説明されている。

評価項目ごとの結果は施設内での共通指標となるため、チーム医療活動にも役立てることができる。ビデオの患者のように、手術当日にせん妄を発症する患者や認知症患者は増加する一方で、認知症ケアチームとしては、多くのコンサルテーションを受けることになる。チームとして全数把握も難しくなるかもしれないが、「B12 診療・

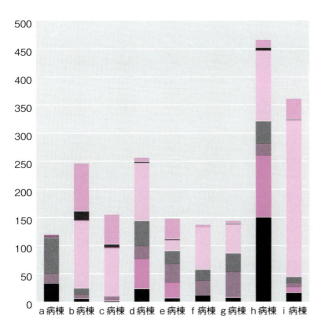

図3-5　S病院　薬剤に関するA項目評価（2018年2月）

療法上の指示が通じる」や「B 13 危険行動」がチェックされる患者は認知症ケアチームのラウンド対象患者であろうし、その評価が多い病棟が優先ラウンド病棟と考えれば、効率的にチーム活動ができる。今後、ますます活躍する認定看護師の配置や特定行為研修を終えた看護師の活用も、評価結果からヒントを得ることができると考えている。

4 病床マネジメントと退院調整

　S病院は2017年4月～2018年1月において、治療・処置や観察に関するA項目の平均得点は全体で1.26点、患者のADLや援助など、患者状況を表すB項目の平均得点は2.76点であった。2017年度のDiNQL（労働と看護の質データベースのベンチマーク）によると、同規模病院68施設の平均得点の中央値はA項目で1.1点、B項目は3.4点となっていることから、S病院のA項目は中央値より若干高く、B項目は若干低い結果であることがわかる。それぞれの点数を常にベンチマークとして比較することは、病院機能に適した医療と看護を提供しているかの指標となる。

　次に、同じくS病院の2017年11月の看護必要度の内容を確認する（図3-6）。この間の「看護必要度」の該当患者割合は32.7%であった。A項目に注目すると、「専門的な治療処置」が最も高く、なかでも「ドレナージ管理」が多い。このように高い値を

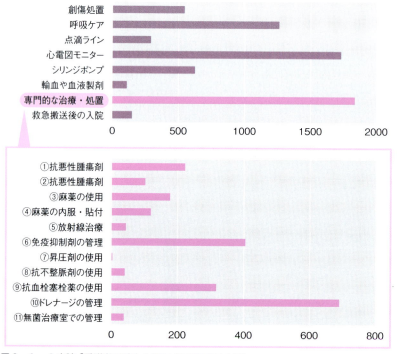

図3-6　S病院「看護必要度」A項目（2017年11月）

示すA項目の処置内容を病棟別に比較することが、有効であるというK病院の例を紹介する。

急性期病院であるK病院では、経営企画部と協力して看護必要度評価結果をDPCデータとつき合わせ、診療科別や病棟別で比較して分析を実施している。たとえば、外科の症例をDPC診断群別に看護必要度を算出すると、病棟によって看護必要度割合に違いが生じる。病棟ごとで看護必要度が異なった診断群について詳細をみると、患者の状態による違いなのか、看護介入による違いなのかといった理由がわかる（表3-2）。

図3-7は、ドレナージ管理について、K病院と他病院との実施量の違いを1症例あたりのドレーン回数と在院日数のグラフで示したものである。同じ診断群であって

表3-2　外科症例数10以上のDPC病棟別必要度（K病院）

DPCコード	DPC名称	症例数	病棟	必要度
060020xx99x30x	胃の悪性腫瘍　手術なし　手術・処置等2　3あり　副傷病なし	45	A	0%
			B	0%
			C	0%
060335xx0200xx	胆嚢水腫、胆嚢炎等　腹腔鏡下胆嚢摘出術　手術・処置等1　なし　手術・処置等2　なし	30	A	13%
			D	24%
			B	35%
			C	11%
060020xx01x0xx	胃の悪性腫瘍　胃全摘術　悪性腫瘍手術等　手術・処置等2　なし	29	B	30%
			C	33%
060035xx0100xx	結腸（虫垂を含む）の悪性腫瘍　結腸切除術　全切除、亜全切除または悪性腫瘍手術等　手術・処置等1　なし　手術・処置等2　なし	26	A	11%
			B	38%
			C	25%
060150xx03xx0x	虫垂炎　虫垂切除術　虫垂周囲膿瘍を伴わないもの等　副傷病なし	22	D	3%
			B	7%
			C	6%
060150xx99xx0x	虫垂炎　手術なし　副傷病なし	21	D	0%
			B	2%
			C	0%
060050xx02x0xx	肝・肝内胆管の悪性腫瘍（続発性を含む）　肝切除術　部分切除術等　手術・処置等2　なし	17	B	32%
			C	30%
060040xx02x00x	直腸肛門（直腸S状部から肛門）の悪性腫瘍　肛門悪性腫瘍手術　切除術　手術・処置等2　なし　副傷病なし	11	B	33%
			C	22%

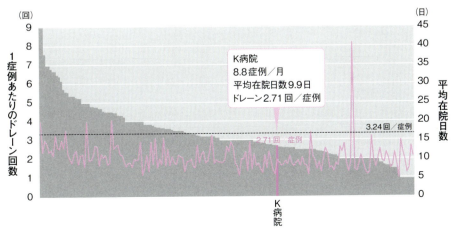

図3-7　ドレナージの管理　他病院との実施量の違い（K病院）

も病院によってドレーンの挿入期間が異なっている。HファイルやDiNQLといったベンチマークを用いることにより、同じ診断群であっても看護介入の状況の違いが明らかになるため、自院での適切な看護介入への改善の手がかりとすることができる。

次にS病院の2017年11月の「看護必要度」の値について、DPC分析システムを用いてデータ化し、「看護必要度」の値の推移を分析した[3]。

図3-8に示した経過グラフからわかることは、入院期間設定が「看護必要度」の推移に適応しているか否かということである。誤嚥性肺炎で入院する患者は、入院前からADLが悪かったり、基礎疾患をもっていたりすることが多いため、入院中のA・B項目の得点は高く、看護必要度の該当期間も長い。しかしS病院では、ほぼ入院期間Ⅱ期以内に転院することができるのは、地域連携パスを用いて転院が効果的に進められているからである。

腹腔鏡下による胆嚢摘出術は、治療の標準化が最適に行われている。クリティカルパスが用いられ、手術日の入院2日目に「看護必要度」の基準値に該当し、術後2日目には離床が進みA・B項目は顕著に低くなるが、C項目で基準値に該当しており、効率的な医療の提供になっている。

一方、大腿骨頸部骨折は非該当の期間が長い。A項目は、手術当日のみ基準値を超

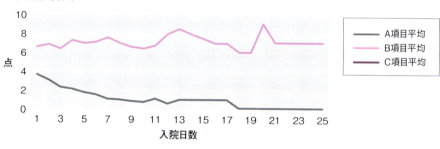

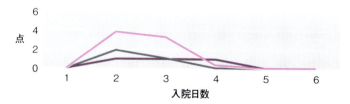

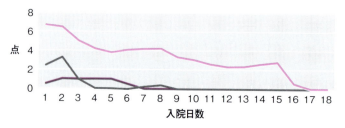

図3-8 「看護必要度」の推移の分析結果（S病院）

えるが、それ以降は低値でありB項目は段階的に低くなっている。術後10〜14日目にかけて回復期リハビリテーション病院へ転院調整を行う努力が必要な疾患といえる。

　今回のビデオにある腹腔鏡下胃全摘出術については、S病院において症例が少なく分析できなかったが、入院経過と「看護必要度」の推移は、提供する医療・看護の評価、そしてベッドコントロールなど経営マネジメントの視点から看護管理に欠かせない指標であることがわかる。

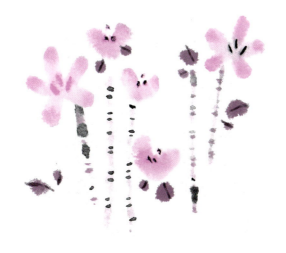

引用・参考文献
1）岩澤和子・筒井孝子監修：看護必要度、第6版、日本看護協会出版会、2016
2）筒井孝子：「看護必要度」評価者のための学習ノート、第3版、日本看護協会出版、2016
3）小澤元子：重症度、医療・看護必要度から見る自施設の医療・看護の質評価、堺市立総合医療センター医学雑誌、Vol.18、2018

第4部

入退院マネジメントに必要な「看護必要度」データを用いた患者評価

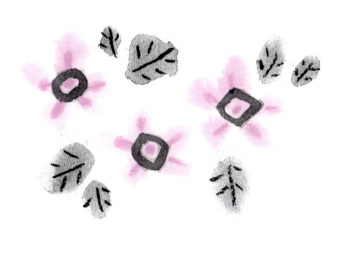

1 入退院マネジメントにかかわる政策動向

1 入退院支援をめぐるこれまでの課題

　日本の社会保障制度における、とりわけ高齢者の継続的な支援を阻む大きな障壁は、提供されるサービスが医療保険制度と介護保険制度の2つの保険制度にまたがっていることである。とくに、高齢者の退院時の支援体制は不充分なままとなっている。

　たとえば、入院や退院に際して高齢者の支援の継続性を保つためのサービスの調整をしようとしても、介護側の調整者となるケアマネジャーは利用者が入院した際に、医療保険の適用になってしまうことによって、担当から外れてしまう。さらに、入退院にかかわらず、高齢者にとっては、切れ目のない連携によるサービスの連続性が必須とされるが、入院すると医療保険の適用となり、ケアマネジャーは入院中には積極的に当該高齢者とかかわらないため、継続的な支援は重要とされながらも、その実態としては、ほどんど行われていなかった。

　しかしながら、地域医療構想や診療報酬改定によって、近年、進められてきた入院医療機関の機能分化によって、多くの地域では病床数の抑制が検討され、急性期病院の入院日数がさらに短くなるなかで、医療ニーズをもつ高齢患者が現行よりも早く退院するケースが増えている。こうした状況においては、医療機関のなかでも、とりわけ、これまでケアマネジャーとの連携が必ずしも十分でなかった急性期病院においても在宅生活を支えるためのサービス調整を早期から実施せざるをえなくなってきた。

　これまで医療機関とケアマネジャーの連携のための情報共有に際しては、すでにさまざまな診療・介護報酬上の加算が設定されてきた。たとえば、診療報酬においては、「介護支援連携加算」が入院中にケアマネジャーに情報提供を行なった場合、2回まで加算が算定できた。また、「退院時情共同指導料」は看護サマリーなどに記載される情報を文書で在宅療養を担う医師、看護師、ケアマネジャーなどに提供した場合にも加算が算定できた。さらに介護報酬においては、「入院時情報連携加算」、「退院・退所加算」といった入院医療機関に対し情報提供を行なう、もしくは提供を受けた際の加算も設定されていた。

　しかしながら、図4-1の中央社会保険医療協議会においてデータが示されるように、これらの情報連携にかかわる加算は、いずれも算定数が伸び悩んでいることが報告されてきた。

　さらに、たとえ算定されていてもその情報の提供は、介護側から医療側へのが一方向になることが多く、情報を受け取った医療側が継続的な支援に向けて受け取った情報を活用していないという状況が少なくなかった。その理由として、ケアマネジャー

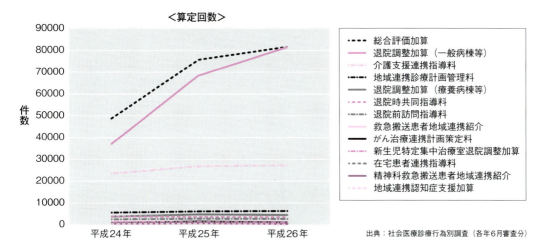

(中央社会保険医療協議会、診療報酬調査専門組織・入院医療等の調査・評価分科会：平成27年度第5回入院医療等の調査・評価分科会「入-1」、p.16、2016より改変)

図4-1　退院支援にかかわる主な診療報酬上の評価の算定状況

の医療的知識が不足しているため、地域の専門職は多くの情報をもっているにもかかわらず、これらを病院側に適切に伝達できないといった課題もあるとされてきた。

こうした課題を克服するためには、多職種間で共有するための共通言語の設定や入院中における協働が求められ[1]、これらの課題に対しては図4-2のように多職種での情報連携の課題と改善に向けた取り組みが必要とされる。

2　2018(平成30)年度診療報酬改定における入退院支援

入退院支援は、在宅での外来受診時から入院、そして退院というように、外来から在宅までの支援を「入院」・「退院」というイベント(点)として捉えるのではなく、在宅から病院への入院を経て、自宅への退院する循環として捉えることが基本となる[2]。

この実現のためには、入院前の支援状況を早期に把握し、関係機関等との連携が重要であるが、残念ながら、先に述べたようにケアマネジャーと病院間の情報のやり取りは、十分になされていないという現状となっている。

2018(平成30)年度の診療報酬改定ではこの循環型の支援を達成するために、「入院支援加算」が新設され、図4-3に示したように、入院生活の説明、持参薬の確認、入院前に利用していたサービスなどの確認が求められることとなった。

これまでも退院までの情報連携や退院後の支援に関する評価の算定回数は増加してきたが、こうした循環型の支援に対する評価が新設されたのは、近年、とくに退院にあたって社会的支援が必要な単身の高齢患者の増加が予想されているからである。

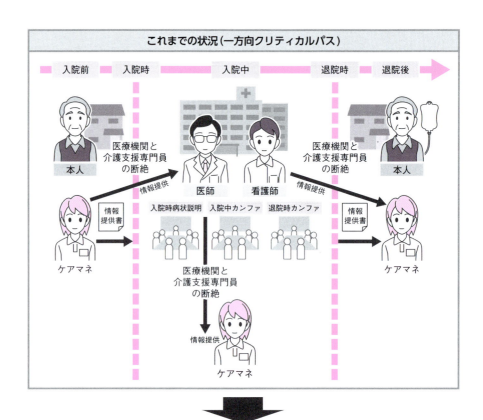

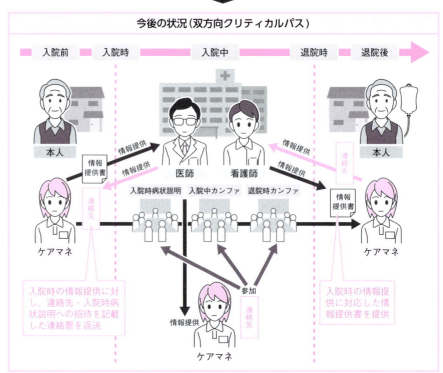

図4-2　医療・介護の情報連携の課題と改善にむけた取り組みの案

　このため、2018年度診療報酬改定においては、上記の「入退院支援加算」以外にも、地域の医療や介護とより連携強化するための報酬が見直された。具体的には、入院早

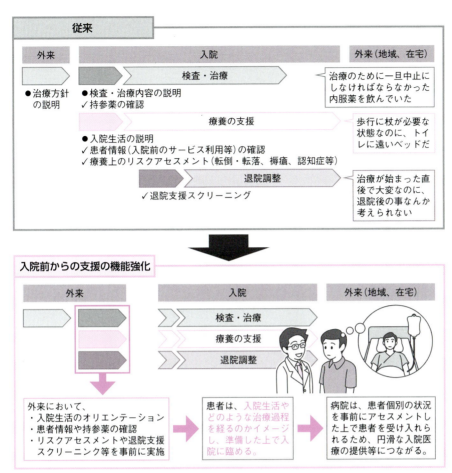

〔平成29年度中央社会保険医療協議会 総会(第377回)(平成29年12月8日)入院医療(その9)、p.26より改変〕
図4-3　入院前からの支援の機能強化(イメージ図)

期から福祉などの関係機関との連携が必要な者が算定対象に含まれることを明確化するとともに、地域連携診療計画を活用するため地域連携診療計画加算の算定対象病棟を拡大するといった改正も同時に実施された。

3 医療機関における入退院支援とワンストップサービス

　これまで述べてきたように入退院支援においては、病院ではこうした支援を円滑に実施するため、入院から退院までをワンストップで行うサービスを提供するための患者サポートセンターの開設を進めているところも少なくない。こうしたセンターの設置で提供される、いわゆるワンストップサービスとは、同一窓口で、一連の手続きが一度でできるように設計されたサービスのことをいう。ここでは行政手続きを含め、さまざまな手続きを同じ場所で同時に行うことができる。

　2018年度改定で名称変更された「入退院支援加算」は、このワンストップサービス

の考え方を取り入れ、入院前から退院後の外来・在宅での療養までの医療や介護、そして生活支援を目的とする福祉サービスをも切れ目なく提供されることが求められている。

このワンストップサービスの具体例としては、愛媛大学医学部附属病院の取り組みなどがある。当該病院では、入院前から退院後まで一貫して患者・家族を支える2013年から「総合診療サポートセンター（TMSC：Total Medical Support Center）」を設置し、院内の多職種がチームを組み、入院前から患者・家族に関する情報について入手・共有し、患者・家族の入院から退院後までの支援がなされている。

また、退院直前には、病棟と連携して、リハビリスタッフがその患者が退院後、日常生活で困らないよう院内リハビリが進んだかを評価し、薬剤師が服薬状況、栄養士が栄養状態のチェックを行い、退院に備え、TMSCの看護師やスタッフが患者の転院先の病院や診療所などを定期的に訪問する活動も行うという。

他の民間病院においても、同様の取り組みがなされており、たとえば、第1回日本サービス大賞総務大臣賞を受賞した[3]石川県の社会医療法人財団董仙会恵寿総合病院は、統合電子カルテ（ICT）の導入により、診察・入院・投薬記録から、介護サービスの履歴や診察・検診の予約まで、患者一人ひとりの情報を一元管理している。

これにより、病院と介護施設が情報を共有することで、地域における医療と介護をつなぐ境目のないサービスを実現している。

この他にも、福岡県の麻生飯塚病院では、外来を入るとすぐのところに、外来受付・問診・入院受付が一括してできる「トリアージセンター」がある。また、地域連携を進めるため「ふれあいセンター」が設置され、かかりつけ医からの紹介や逆紹介がなされ、紹介された患者が最適な病床で治療を受けられるように病床運営を行う「病床管理」、経済的な相談や転院（所）・自宅退院等についてメディカルソーシャルワーカー（MSW）が相談を行う「医療福祉相談」が随時、実施されている。さらに、患者・家族の意向に沿って、安心して退院し在宅療養生活が送れるよう支援する「入退院支援」が行われ、これに伴い、介護保険相談なども一括して行われている。

以上のような取り組みは、全国で実施されるようになっており、多くの民間病院が独自に入退院センターを設置し、患者の利便性の向上が図られてきたところである。

今後は、今回、改定された「入退院支援加算」の効果検証が行なわれると予想されるが、具体的には、この加算を取得している施設と取得していない施設で平均在院日数や患者の状態に違いがあるのかといったアウトカムなど、実証的なデータが示されていくことになるだろう。

こうした検証に耐えうるためには、今回、導入された入退院支援の考え方を理解し、病院における入退院マネジメントを見直すとともに、アウトカムを測定するツールを各医療機関が有し、測定、そして継続的な評価をしていく必要がある。

そこで、続く「2．患者評価をもとにした入退院支援システムの展開」においては、今後、求められる入退院マネジメントを具体的に考えるため、入退院支援の実例を紹介し、その取り組みの現状と課題を述べる。

さらに、「3．継続的支援を実現するセルフマネジメント支援の取り組み」では、入退院マネジメントを実現すると共にこの効果を測定するための有用な入退院支援の具体的なツールの概要と活用例について紹介する。

　このツールの特徴は、入退院支援における情報連携の形骸化をさけるために、患者を中心とした多職種協働を行なうためのセルフマネジメント支援をすることにある。また、さらにこの協働過程において本書で扱われる患者評価としての看護必要度データと関連づけて患者情報の共有がなされることで、入退院支援のアウトカムを測定することが可能になる。

　これらの具体例をとおして、今後、医療機関に求められる入退院マネジメントとこれを実現するための患者評価の活用について、述べていくこととする。

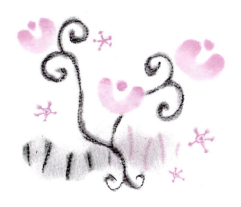

引用文献

1）日本能率協会総合研究所：平成26年度老人保健健康増進等事業「ケアマネジメントの質の評価及びケアマネジメントへの高齢者の積極的な参画に関する調査研究事業、2015、https://www.jmar.co.jp/job/welfare/lhmw-rep26-careman.html
2）大夛賀政昭、筒井孝子：日本における医療介護連携の課題と展望—integrated careの理論をもとに—、保健医療科学、65（2）：127～135、2016
3）日本サービス大賞HP：総務大臣賞「"恵寿式"地域包括ヘルスケアサービス」http://service-award.jp/result_detail/affairs.html#ttllink

2 患者評価をもとにした 入退院支援システムの展開

1 当院の概要

　京都・乙訓医療圏は病床数24,610床で、急性期医療密度指数は1.39、慢性期医療密度指数0.72、全身麻酔2,000例以上の病院が5病院、1,000例以上が6病院、500例以上が5病院であり、総医師数の偏差値は64と急性期医療が充実している（都道府県別医療介護供給体制2017）。

　公益社団法人京都保健会、京都民医連中央病院は京都・乙訓医療圏に位置した411床のケアミック病院である（急性期一般入院基本料1・DPC対象病棟291床、回復期リハビリ病棟54床、地域包括ケア病棟52床、緩和ケア病棟14床）。2017年度は、入院数611.6人／月、延べ患者数11,482人　病床稼働率91.9％、DPC病床の平均在院日数が13.7日であった。そのうち65歳以上で75％、75歳以上で54％を占める。「重症度、医療・看護必要度」（以下、「看護必要度」）もDPC対象病床平均4.6点（2017年度）と高度急性期病院に比して高く、ケアミック病院の特徴を呈している。

　当院では、前方・後方連携を充実させ、ケアミックス病院として高齢者救急を積極的に受入れる「断らない救急」「地域になくてはならない医療」の提供をミッションとしている。2017年度は前年と比較しても、「尿路感染症、誤嚥性肺炎、慢性心不全」の入院件数が増加している。高齢者が複数の疾患を抱えて入退院を繰り返すなかで、在宅生活を支えるために地域との連携は必須である。連携を密なものとするために、患者評価をもとにした入退院支援システムの深化は、急務の課題である。

2 入退院支援の実際

　ここでは、誤嚥性肺炎や尿路感染症といった高齢者の緊急入院の実際を述べる。

　これまでの退院支援は、退院支援の専従であるメディカルソーシャルワーカー（以下MSW）と病棟看護師が連携して、病棟で行われる退院支援ミーティングを軸に進めていた。この退院支援ミーティングには、病棟医長、看護師、薬剤師、セラピスト、MSW、医療事務が参加し、週1回実施していた。しかしこの2年間は、平均在院日数は短縮してこなかった。

　その要因として①入院時の支援不足により、退院後の生活のイメージがもてない、②入院中のセルフマネジメント支援が必要なこと、の2点を抽出した。そこで「入退

院支援看護師」の配置による入退院支援と、患者のセルフマネジメント力を引き出す看護実践の充実をめざすことを目的とした。

現在の入退院支援の手順は図4-4のように7つの段階に分けられる。

❶退院支援スクリーニングの実施

入院時初日に病棟看護師は、退院支援スクリーニングを行う。スクリーニングは以下の項目で実施している。

①無保険・経済困窮の予測
②ADL低下でサービス再編
③介護保険申請が必要
④一人暮らし、および同居家族はいるが介護不足が予測される
⑤身寄りなし
⑥1か月以内の再入院
⑦悪性腫瘍・認知症または誤嚥性肺炎などの急性呼吸器感染症がある
⑧緊急入院
⑨排泄介助に介護が必要
⑩退院後に医療処置の予測（胃瘻・尿道留置カテーテル等）
⑪虐待の恐れがある
⑫その他患者の状況から判断して①〜⑪に準ずると認められる場合で、家族事情により入院が必要と判断したとき

1項目でも当てはまれば、退院支援計画書を作成し支援を開始する。MSWは、患者・家族の了解を得てスクリーニングに基づきにケアマネジャーに連絡、ケアマネジャーから情報提供を受ける。また必要に応じて来院を依頼する。ケアマネジャーが来院すると、MSW・病棟看護師・退院支援看護師のいずれかが、病状と今後の見通しについて情報提供を行い、ケアマネジャーとともに今後の生活課題を抽出し、患者・家族へ情報提供を行う（介護支援連携指導料1回目の取得）。

❷患者・家族と面談

入退院支援看護師は入院当日、または3日以内を目処に患者・家族と面談を行う。面談内容は図4-5のとおりである。

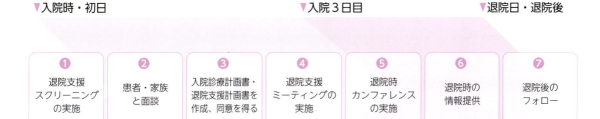

図4-4　入退院支援の手順

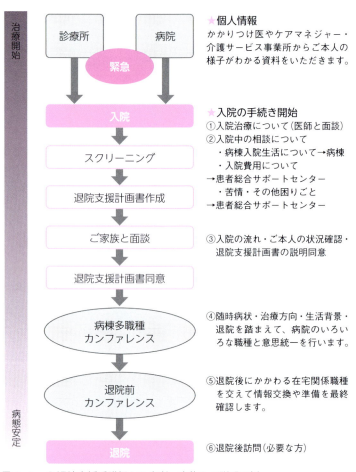

図4-5　入退院支援看護師から患者・家族への説明用紙

❸入院診療計画書・退院支援計画書を作成、同意を得る

病棟看護師が入院診療計画書・退院支援計画書を作成し、同意を得る。

❹退院支援ミーティングの実施

入院3日目にMSW、退院支援看護師、全病棟の師長または主任でカンファレンスを実施し情報を共有する。その後は週1回の退院支援ミーティングで抽出された課題を、病棟看護師とMSWと連携し解決しながら、ケアマネジャーをはじめとしたサービス担当者に情報提供することで退院の準備を進める。

❺退院時カンファレンスの実施

退院前にかかりつけ医、訪問看護師、ケアマネジャーをはじめとするサービス担当者を集め、退院時カンファレンスとして主治医、看護師、専従MSW、患者・家族でサービス調整を行い、退院を迎える（退院時共同指導料2、もしくは介護支援連携指導料2回目の取得）。

❻退院時の情報提供

退院時には、看護師より看護サマリーと「看護必要度」のB項目、褥瘡リスクアセスメント、栄養評価〔主観的包括的アセスメント（SGA）〕、認知症評価を提供する。

❼退院後のフォロー

退院後（退院前）に、入退院支援看護師と病棟看護師が協働し、自宅などへ訪問を行い、支援の評価や、ケアの引継ぎ、患者・家族支援を行う（「退院後訪問指導料」、「訪問看護同行加算」）。

3 看護師の役割

1 入退院支援看護師の役割

現在3名の看護師が入退院支援看護師として配置され、MSW・病棟看護師に課題をつないでいる。入退院支援看護師の役割は、以下のとおりである。

・入院に際しての患者・家族・サービス担当者への情報提供
・患者・家族・サービス担当者から必要な情報を収集
・退院に向けて必要な支援の計画
・病棟・専従MSWへの情報提供
・入院後1週間を目処とした、拡大カンファレンスの設定
・各病棟のベッドコントロールミーティングの参加
・退院後訪問（退院前訪問指導料・退院後訪問指導料）
・その他、入退院支援に係る業務　病棟看護師の情報提供

2 病棟看護師の役割

❶「看護必要度」の記録

「看護必要度」は、患者の状態や医療内容の状況を評価することにより、看護の業務量を推計できる仕組みとして開発されている。また診療報酬を算定するにあたり、評価の根拠となる記録を残すことが求められている。

当院では、看護記録委員会を設置し、看護記録の質向上を図っている。2017（平成29）年度は「看護必要度」の評価記録の質の向上を目的に、質的監査を実施した。そのなかでB項目の根拠となる記録が、患者の治癒過程を表していることがわかった。このことから、統一した評価・記録を残すことは極めて重要であることをスタッフ自身が気づくことができた。

またA項目が0点になった時点で急性期治療は終了していることや、退院支援が進んでいるのかの視点をもつことの重要性を認識することができていた。

「看護必要度」が退院支援を行ううえでの客観的評価であることを踏まえ、記録を精緻化し、退院後の看護・介護ケア投入量の評価としてB項目とその根拠となる記録をサービス担当者へ情報提供することとした。

すでに入退院支援のフローにおいて、「看護必要度」の評価記録は重要な情報となることがわかっている。

第4部　入退院マネジメントに必要とされる患者評価

❷セルフマネジメント支援

　複数の慢性疾患を抱えた患者が、入院を契機に自宅で介護サービスを受けながら生活することは困難であると感じ、「今度入院したら施設入所と考えていた」と退院面談で心情を吐露されるケースを経験することは少なくない。このような状況となる理由は、患者・家族が地域で生活するために必要とされるセルフマネジメント支援が不足していることが理由である。

　セルフマネジメント支援とは「人々に情報提供および支援を行い、当事者が自らの症状について理解し、適切な行動を起こすことによってより優れた自己管理を行うことができるようにすること」で、自己効力感を高め、行動変容を起こすことである[1]。

　病棟看護師は、患者・家族が地域で生活を継続していくという目標達成に必要なサービスをつなぐ役割を果たす。とくに高齢者は老いの過程のなかで自らの症状や目標、希望を発信する力が低下するため、セルフマネジメント支援という観点から病棟看護師は患者の体験している症状を客観的にモニタリングし、具体的に目標や希望を引き出す役割を果たす必要がある。

❸クリニカルパスにおける退院支援の充実

　本院では慢性心不全・尿路感染症・誤嚥性肺炎のクリニカルパスに退院支援のプログラムを充実させた。法人内の診療所の看護師、訪問看護ステーションとともに作成し、退院支援の進捗が把握できること、入院中に行われたケアや家族への指導内容を自宅等でのサービス担当者に引き継ぐ事を目的とし、運用して1年が経過した。今後はパスを運用した事例検討を予定している。

❹連携を深化するツールとしての看護サマリーの充実

　地域包括ケアシステムのなかの急性期病院は、急性期治療が終了したら、自宅などで生活にスムーズに移行するよう、情報提供を行う役割がある。

　円滑な連携には情報共有が前提となるが、急性期病院が発信する情報は、在宅を支える医療・介護の専門職にとって有用であるのかについては疑問が残る。また2018（平成30）年度診療報酬・介護報酬の同時改定において、栄養スクリーニング加算や褥瘡マネジメント加算が新設され、施設や自宅でのサービス提供に、栄養・褥瘡の情報が求められることとなった。このようなニーズ変化に対応して、情報提供できる情報の内容を随時更新していくことが求められている。

　当院では2016（平成28）年度老人保健事業推進費等補助金老人保健健康増進等事業「入退院を繰り返す可能性のある要介護者等における再発防止のためのセルフマネジメントの在り方に関する調査研究事業」の共同アセスメントシートを参考にして、看護サマリーを見直し、連携を深化するためのツールを作成した。

　この当院で運用しているツールにおいては、セルフマネジメントの目標が記載されるとともに、「看護必要度」のB項目、栄養評価、褥瘡リスクアセスメント、認知症評価の情報を添付することで在宅において必要な情報を共有するための工夫が行われた。

4 今後の課題

　以上、本院での入退院支援の取り組みを手がかりに、入退院支援の実際について述べてきた。最後に今後の課題について述べる。

1 情報提供が分断されない仕組みの必要性

　入退院を繰り返す高齢者に関する情報提供は、入院中の医療情報だけではなく、サービス担当者にとって必要な生活情報の提供が求められる。在宅サービスの調整を行なうものにとって、入院中にどのようなケアが行われ、それが生活にどう影響するかが重要である。しかし急性期病院が果たして退院後の生活を見据えた情報提供をしているのかには疑問が残る。実際、入院前のサービスを体力が低下した退院後にそのまま再開したため、患者には負荷がかかりすぎて再入院となるケースも経験したことがある。

　入院直後のケアマネジャーからの情報提供を起点に退院後の生活を見据えたケアを行い、退院に際してはサービス担当者が必要な情報を提供するといった流れを分断しないためには、共通の情報提供書が求められる。

　栄養・排泄・内服等のセルフケア能力と、希望や目標といったセルフマネジメントに関連した共通の情報が、どの病院や施設、診療所、サービス担当者から得られるかたちが望ましいだろう。これは個々の事業所の努力では困難な問題であり地域連携パスのように自治体や医師会といった枠組みでの整備が求められる。

　また提供される情報は、同じツールを使用した患者評価を使用することで互いの理解を深めることが望ましい。褥瘡・認知症評価とともに、「看護必要度」も利用できる。入院中の処置内容と患者の状態の経時的な評価を情報提供することが可能だ。入院中の経過がわかる、しかも全国で使われているツールは「看護必要度」以外には存在しない。「看護必要度」は、すでに急性期病院において収集していることから、新しい評価ツールを導入するより、今すぐにも始められるというメリットがあり、この情報を活用する方策を検討するほうが賢明であろう。

2 「退院時」カンファレンスから「入院後」カンファレンスへ

　現在、急性期治療の終わりを目処として退院時カンファレンスを実施している。しかしながら、かかりつけ医、主治医、サービス担当者が一堂に会するには、調整に手間と時間がかかることは否めない。

　そこでこれまでの退院時カンファレンスを、入院後1週間を目処に行う「入院後」カンファレンスを実施することが円滑な入退院支援には求められている。

　このカンファレンスで扱う情報は、退院時の課題と必要なサービスを想定している。退院予定が立つ時点で、「入院後」カンファレンスで検討されたサービスとのギャップがなければ、2回目のカンファレンスは新しく始めるサービスに集中して行われる

こととなり、調整に時間は要しない。ギャップが生じた場合も課題が明らかなので、地域包括ケア病棟などへの後方連携も後手にならないと考える。

　実際、この「入院時」カンファレンスの取り組みを当院でも始めたが、①入院後1週間では「嚥下」に関する評価がタイトであること、②ケアマネジャーを含むサービス担当者側がメリットを感じていない、の2点が課題となっている。

　今後、嚥下評価、口腔ケアの質向上に取り組み、「入院後」カンファレンスの実践を重ね、サービス担当者がメリットを感じる質の担保を図ることが課題である。

　また入院中の情報提供の方法として、ICT化が進んでいないことを課題としたい。京都府医師会では、株式会社日本エンブレースが提供するMCS（Medical Care Station）を「京あんしんネット」として採用しており、活用が進んでいる。カンファレンスが円滑に進むよう、参画していきたいと考える。

3　アドバンス・ケア・プランニング（ACP）の理解による意思決定支援の保障

　厚生労働省は2018（平成30）年3月14日ACPの概念を盛り込んだ「人生の最終段階における医療・ケアの決定プロセスに関するガイドライン」を公表、療養病棟入院基本料、地域包括ケア病棟入院料・入院医療管理料1および3の施設基準においてガイドラインをもとにした看取りの方針を定めることが施設要件となった。

　また、地域包括ケア病棟では、在宅患者支援病床初期加算が新設された。厚生労働省は今回のガイドラインの改定は医療・介護現場での普及を目的として改定したと説明している。がんのみでなく、認知症や慢性心不全、誤嚥性肺炎といった非がん患者に対しても、これらのガイドラインを基にしたACPや最終段階での意思決定支援がセルフマネジメント支援と並行して行われることとなる。患者本人の尊厳を追求し最後まで自分らしく生きよりよい最期を迎えるためには、医療・介護、地域で暮らす人々がACPに対する理解を深め、入院の機会だけではなく自宅療養の場でも意思決定支援が提供される機会を保障されることが重要となる。そのためには院内のシステム整備に留まらず地域を巻き込むシステム構築が求められる。

　具体的には、統一された様式での意思決定支援に関する情報提供といった臨床的統合、サービス提供者との合同カンファレンスや倫理検討会、地域住民の参画と協働の場づくり、意思決定支援能力向上プログラムなどの教育活動などの規範的統合が必要となる。

引用文献

1）Debra de Silva：Evidence：Helping people help themselves；A review of the evidence considering whether it is worthwhile to support self-management, The Health Foundation. 2011
2）筒井孝子：地域包括ケアシステムにおけるIntegrated care 理論の応用とマネジメント、医療と社会、24（4）：381〜392、2015

3 継続的支援を実現する セルフマネジメント支援の取り組み

　慢性疾患患者が増加するなかで、この再発防止にあたっては、これまでの一方向型パスから循環型パスが求められている。なぜなら慢性疾患患者は再入院を繰り返すため、退院後も患者自身が自らの疾病を自己管理するセルフマネジメントや効率化の観点から無駄な再アセスメントを減らすために退院後の情報を共有することが求められているからである。

　これまで、国内では、たとえば、北海道版広域地域連携脳卒中クリティカルパス「脳卒中あんしん連携ノート」の取り組み）にみられるように循環型のパスが構想され、データベースが整備されてきたものの、その補足率が低いことが課題とされてきた。

　このように入院患者が退院後に地域に出てから継続的にその情報を共有するためには、独居世帯が増え家族力が低下するなか、本人や家族へのアプローチだけでは難しいことが指摘されてきた。このため、退院後の専門職による一定期間の伴走と自治体などによる情報管理の仕組みが必要となりつつある。

　医療・看護・介護サービスにおける連携の課題を克服するためには、患者にセルフマネジメントを進め、関係者がこの支援することが、入院中・退院後の支援実効性を高めることになる[1]。

　医療・看護・介護などの専門職がセルフマネジメントを共同目標として設定し、在宅生活における療養体制の構築に必要なアセスメント情報を共通化するための入退院支援のための様式の開発が求められている。この様式で展開される入退院支援の流れとしては、在宅からの入院に際しては、医療機関からの情報提供を起点として、入院早期からケアマネジャーがかかわり、疾病の自己管理をテーマとした生活指導などによるセルフマネジメント支援を入院中からの医師、看護師、ケアマネジャーなどの共同アセスメントに基づいて入院中からプランニングすることや、退院後もプランナーが一定期間伴走をし、当該患者の情報を自治体に引き継ぐことが想定されねばならない。

　こうした様式の開発は2015（平成27）年度から取り組まれ[1]、開発された様式を用いて2016、2017（平成29）年度の2年間にわたって任意の自治体で、これらの様式を利用した入退院支援が実施された[2,3]。具体的には、2016（平成28）年度は人口70万人の大都市から人口2万人の町まで幅広い規模の11自治体で実施され、2017（平成29）年度には12自治体で実施された。しかもこれらのモデル事業の主体となった医療機関の種別は、急性期病院、回復期病院、医師会の診療所などさまざまであった。なお、2016（平成28）年度のモデル事業を経て、2017（平成29）年度のモデル事業では改定された様式で実施された。以下に、2017（平成29）年度モデル事業で開発された様式の概要を紹介する。

1 様式の説明

今回のモデル事業で用いられた様式は、大きく6種類であった（p.154～159参照）。

- 「様式1　入院時情報提供書（CM→医療機関）」
- 「様式2　入院時情報提供書（医療機関→CM）」
- 「様式3　共同アセスメントシート票」
- 「様式4　セルフケアプランシート（モニタリング、総括）」
- 「様式5　セルフチェックシート」
- 「様式6　健康管理シート」

入院後の経過に沿って各様式をみていくと、図4-6のようになる。

まず、入院した患者にケアマネジャーがついていた場合、医療機関がケアマネジャーから「様式1　入院時の情報提供書（CM→医療機関）」を受け取ることから始まる。これは、介護報酬の「入院時情報連携加算」に該当する様式である。

これに対する情報の提供の様式としては、医療機関が記入する「様式2　入院時の情報提供書（医療機関→CM）」があり、これをケアマネジャーに返信する。これは、医療機関がケアマネジャーに対して今後のカンファレンスの招待状を送るとともに、いち早く入院患者の状態をケアマネジャーに伝達する狙いがある。

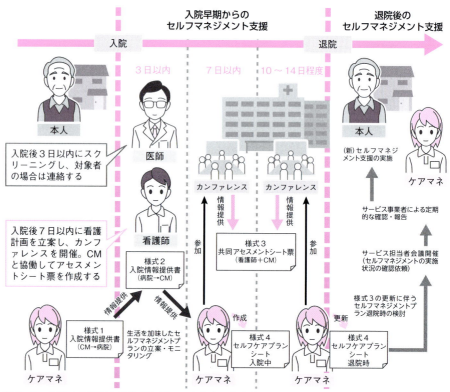

図4-6　入退中の経過と各様式を用いて実施すべき内容

続いて、医療機関からの情報提供をもとに、ケアマネジャーなどの伴走者は「様式3　共同アセスメントシート」を作成し、本人の病識などを確認する様式である「様式5　セルフチェックシート」を活用しながら、「様式4　セルフケアプランシート」を用いて、入院中のセルフケアプランを作成する。

その後、退院に向け、「様式3　共同アセスメントシート票」を退院時の看護サマリーなどによって修正し、入院中の「様式4　セルフケアプランシート」を修正する。

なお、セルフケアプランと連動した本人の取り組み記録用紙として「様式6　健康管理シート」も示している。こうした様式などを活用して、本人の主体的な日々の取り組みをセルフケアプランに位置づけていくことが求められている。

図4-4（p.135）で示された医療機関の入退院支援フローと上記の入退院支援ツールの対応を図示すると図4-7のようになる。

現在の医療機関の入退院支援フローは、入院3日までに行うことが多いが、退院後の在宅生活を鑑み、早期の調整あるいはセルフケアプランの立案には、入院後3日以降から退院日までの在宅生活を想定した医療情報やセルフマネジメントに必要な情報を退院後のサービス調整を担うケアマネジャーや患者・本人にいかに伝えることができるかが重要である。

これまで、紹介してきた様式は、こうした情報共有を支援し、医療機関の医師、看護師、コメディカルと伴走者としてのケアマネジャーなどの共同作業を促進することを企図してつくられている。

なお、今回の様式は、すべて図4-8のようにアセスメントの5つの領域（①病識・日常生活全般、②服薬管理、③食事・栄養管理、④運動・移動、⑤対人コミュニケーション）の記入欄を共通して設けている。こうした工夫によって、入院時から退院後

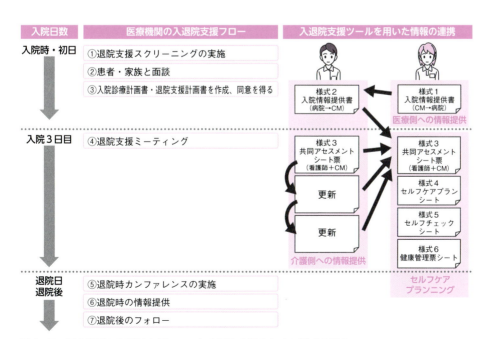

図4-7　医療機関の入退院支援フローと入退院支援のための様式の対応

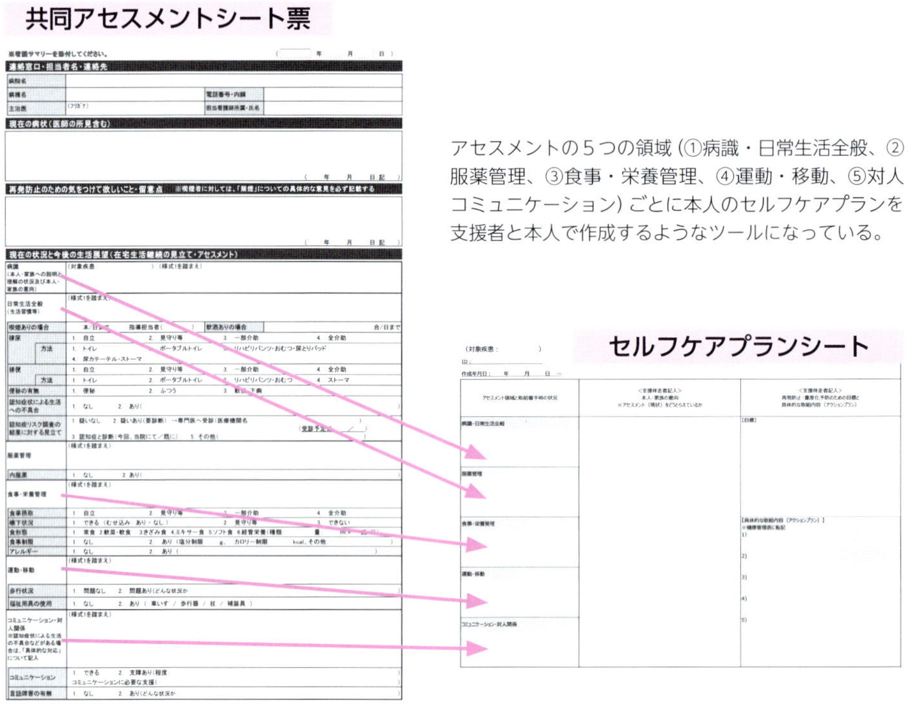

図4-8 各様式におけるセルフマネジメントにかかわるアセスメントの5領域の対応

まで一貫した情報によるアセスメントとプランニング、モニタリングの実施を促している。

2 事例をとおした入退院支援ツールを活用した入院早期からの情報共有の実際

　上記の様式の活用について設定事例をもとに、ケアマネジャーからの情報提供を受けた医療機関が退院支援を円滑にするため、入院3日までにどのような情報をケアマネジャーに伝達すべきかを考えるかについては、2017（平成29）年10月12日「看護必要度ステップアップ研修」において、受講者8,381名の看護師などに対して実施された。

　この演習では、設定事例と「様式1　入院時情報提供書（CM→医療機関）」の事例情報をもとに、あらかじめ設定した仮想事例（脳血管疾患で入院した患者）に対し、入院後3日程度の状況を想定して、医療機関がケアマネジャーなどに伝達すべき内容を考え、「様式2　入院時情報提供書（医療機関→CM）」に記入してもらった。

　以下では、この演習での事例をもとに、様式を活用した入院早期からの医療機関からケアマネジャーへの情報伝達やその後のセルフケアプランの作成について述べる。

　今回の演習における想定事例は、アテローム血栓性脳梗塞の患者となっており、その詳細は、図4-9のようになっている。また、入院してから3日程度までに医療機

※フェースシート（利用者基本情報）を添付してください　（　　2017 年　8 月　11 日　）

連絡窓口・担当者名・連絡先

居宅介護支援事業所 地域包括支援センター		電話番号	
支援伴走者（ルビ）	（フリガナ）	FAX番号	
かかりつけ医療機関名	大賀医院	電話番号	
医師名（ルビ）	（フリガナ）	診察頻度・方法	◉受診 ◯訪問診療 （　　）回/月 ▼

ジェノグラム（関係図）

妻と二人暮らし
息子が一人（独立して別居。妻が電話で連絡を取っている）

| 主介護者（ルビ） | ツマ
妻 | キーパーソン（ルビ） | ツマ
妻 |

入院前の状況

病識 （本人・家族の理解）	（対象疾患：糖尿病 高血圧） 本人：内服薬を飲むことはわかっているが、時々忘れる。晩酌をするなど、糖尿病の具体的なコントロール方法の知識はない。妻：夫が内服するよう声掛けをするなど協力的であるが、食事療法についてなどの意識はない
要介護度	◯なし　◯申請中（区分変更を含む）　要支援（◉ 1 ◯ 2 ）　要介護（◯ 1 ◯ 2 ◯ 3 ◯ 4 ◯ 5 ）
認知症診断の有無	◉なし　◯あり　→　診断者＝（ ◯ 1.主治医 ◯ 2.専門医 ◯ 3.それ以外 ）
日常生活自立度	障害高齢者　J 2　▼　　　　　認知症高齢者　Ⅱ a　▼
日常生活全般 （生活習慣等）	食器洗いの家事を担当している。犬の散歩が日課。
喫煙	◯ 1.喫煙なし ◉ 2.喫煙あり→（ 20 本/日）　飲酒 ◯ 1.飲酒なし ◉ 2.飲酒あり→（ 1 合/日）
睡眠時間と睡眠障害	8 時間/日　◯ 1.なし　　◉ 2.中途・早期覚醒（睡眠薬不使用）　◯ 3.睡眠薬使用
服薬管理	妻が内服の声掛けをしている
内服薬	◯ 1.なし　◉ 2.あり（ 糖尿病 高血圧 ）
服薬管理	◉ 1.自己管理 ◯ 2.他者による管理（管理者：　　　　　管理方法：　　　　　）
服薬順守	◯ 1.処方通り服用　◉ 2.時々飲み忘れ　◯ 3.飲み忘れが多い、処方が守られていない
食事・栄養管理	既往歴の食事療法は実施していない
主な調理者	妻　　　　塩分摂取 ◉ 1.塩辛い味を好む ◯ 2.好まない
食事回数・1回の量	3 回/日 ◯ 1.多い ◯ 2.ふつう ◉ 3.少ない
運動・移動	毎日近所に犬の散歩に行く。
歩行状況	◉ 1.問題なし ◯ 2.問題あり（どんな状況か：　　　）
福祉用具の使用	◉ 1.なし ◯ 2.あり → □車いす □歩行器 □杖 □補装具
コミュニケーション・対人関係 ※認知症状による生活の不具合などがある場合はここへ記入	内服薬の飲みや受診忘れがある。 妻以外の人と交流する機会はほとんどない。 認知機能について診断を受けたことはない。
言語障害の有無	◉ 1.なし ◯ 2.あり（どんな状況か：　　　）

入院前の今後の生活展望

| 本人・家族の今後の生活に対する意向や在宅生活継続の条件等 | 介護サービスを受けることに抵抗感がある。 |
| 特記事項 | |

1．患者背景
- 75歳、男性
- 妻72歳と同居
- 息子1人は遠方に住んでいる
- キーパーソンは妻
- 性格は頑固
- 既往歴に糖尿病、高血圧があり（近医で内服治療中）
- 今回の脳梗塞は初発である
- 要介護認定は「要支援1」、入院まではサービスの利用はなかった
- 喫煙習慣あり（20本/日）・飲酒（1合/日）
- 身長170cm、体重85kg、BMI＝29.4

2．医学的所見
1）診断
- アテローム血栓性脳梗塞
2）症状
- 構音障害
- 失語症
- 右上下肢麻痺（聴き手は右）
- 視野狭窄
- 寝返りはベッド柵につかまれば自力にて可能である
- ベッドから車いすへの移乗は少しの介助にて行える
- 更衣、清潔等は一部の介助で行える
- 現在絶食中である
- 意思疎通や指示の理解は繰り返し伝えることで可能である
3）治療

- 発症後から入院まで25時間が経過していたため、r-TPA療法は適応できず、抗血小板薬（アルガトロバン）、脳保護薬（エダラボン）等を投与し、入院5日目ごろよりリハビリを開始する予定。
4）予後
- 入院期間は14日を予定。右片麻痺（利き手側）と構音障害の残る可能性が高い。

3．その他患者の状況
- 脳梗塞の病態は理解できている。
- アテローム血栓性脳梗塞の予防は生活習慣との関連が深いことを説明するが、関心を示す様子がない。退院して早く煙草が吸いたいと言う。
- 退院後のリハビリにむけて本人からの発言はない。
- 妻は、「自分が頑張って支えないといけない」「頑固で自分勝手な性格だからリハビリを続けられるか心配、私が何を言っても聞かない」と述べている。
- 医療者の指示に従い服薬は行っている。利き手に麻痺があり、服用の細かな動きに介助が必要。
- 現在、軟菜食から開始となっている。ムセがあり水分はトロミ付けが必要。嗜好の片寄りはない。
- 構音障害（呂律障害）があり、発語が聞き取りにくい。入院2日目より言語聴覚士の介入を受けている（明瞭度＝2〜3）。退院後も外来リハに通う必要がある。
- 他者に言葉が伝わりにくい。「えー!?　何て言ったの!?」などと不躾に聞き返されることに強い不快感を示し、人と会うことを避けるようになっている。

図4-9　想定事例の情報

表４-１　演習事例における入院３日までに医療機関がケアマネジャーに伝えるべき情報例

	CMからの入院前に関する情報	入院３日目の情報	病院看護師からCMへの情報提供（例）
疾患について	・高血圧・糖尿病で通院、内服管理されていた。内服の飲み忘れがあった。認知症を疑ったが確定診断には至っていない。	診断：アテローム血栓性脳梗塞 症状：入院時は意識レベルの低下もみられたが現在は意識清明である。主な梗塞部位は左大脳であり、右片側の麻痺と構音障害が認められる。 治療：発症後から入院まで２５時間が経過していたため、ｒ-ＴＰＡ療法は適応できず、抗血小板薬（アルガトロバン）、脳保護薬（エダラボン）等を投与し、入院２日目よりリハビリを開始する予定。 予後：入院期間は14日を予定。右片麻痺（利き手側）と構音障害の残る可能性が高い。	・もうしばらくは、点滴や内服で再梗塞の予防の治療を行い、状態が落ち着けば、リハビリテーションを開始する（入院期間＝２週間の予定）。 ・片麻痺や言語障害が残る可能性が高いが、杖歩行はリハビリテーションで何とか可能になると予測できる。 ・ＡＤＬは完全な自立は困難であるが、少しの介助や見守りで自宅での生活は可能。
病識・日常生活全般	・日常生活は自立していた。 ・薬の飲み忘れがあり、軽度認知症が疑われたが診断はされていない。かかりつけ医からの勧めで介護申請を行ったが、サービスを受けるのに抵抗があり、申請のみとなっていた。地域包括のケアマネジャーが担当であった。 ・家事全般は妻が実施。 ・かかりつけ医からは塩分・カロリー制限、禁煙するよう話されていたが、具体的な方法がわからないため、妻にも相談していなかった。	・脳梗塞の病態は理解できている。アテローム血栓性脳梗塞の予防は生活習慣との関連が深いことを説明するが、関心を示す様子がない。退院して早く煙草が吸いたいと言う。 ・退院後のリハビリにむけて本人からの発言はない。 ・妻は、「自分が頑張って支えないといけない」「頑固で自分勝手な性格だからリハビリを続けられるか心配、私が何を言っても聞かない」と述べている。	【予防の面から】 ・今回の脳梗塞がアテローム血栓性であることから、とくに既往症である糖尿病や高血圧の管理、また、喫煙、食事、運動などの生活習慣とのかかわりが重要であるが、本人の関心が低い。 【機能回復の面から】 ・身体症状は片麻痺と構音障害が残る可能性が高く、退院後の生活は今までと同様にはいかない。機能回復のためリハビリの継続が重要となるが本人の関心が低い。 【支援体制の面から】 ・本人も家族も自宅で療養生活を希望している。 ・妻は予防やリハビリの重要性について理解できている。夫の生活を支援するのは自分の役割と述べているが、夫のセルフケア能力が乏しいことに不安を感じている。また、退院後の具体的な生活のイメージがつかないようである。 ・本人の病識や自覚が乏しい分、妻の役割と責任が大きくなってしまうため、サポートが必要である。 ・ＡＤＬに関しては妻の介助のみでは困難と予測され社会資源の活用が必要（入浴、病院の受診）。
服薬管理	・自己管理されていたが飲み忘れがある。	・医療者の指示に従い服薬は行っている。利き手に麻痺があり、服用の細かな動きに介助が必要。	
食事・栄養	・主治医から塩分・カロリー制限をするように説明はあったが、具体的な方法がわからず、とくに制限はしていなかった。妻にも塩分・カロリー制限に関して相談したことはなかった。妻には塩分・カロリー制限の知識はない	・現在、軟菜食から開始となっている。ムセがあり水分はトロミ付けが必要。嗜好の片寄りはない。	・本人と妻に食事指導を受けていただき、カロリー・糖質・塩分・アルコール制限の必要性を伝える。 ・水分摂取についての情報提供を行う。 ・体重コントロールの必要性を説明 ・嚥下機能の評価を行うが、場合によっては食事形態の変更が必要である。
運動・移動	・日常の行動範囲は犬の散歩とたばこを買いに行く程度。 ・趣味は犬の散歩と野球中継を観戦しながらの晩酌。 ・遠方へ出かけるときは妻が同伴しており、困ることはなかった。	不随意運動（　　　　　　） 筋硬直（　　　　　　　　） 麻痺（　　　　　　　　　） MMT（右上肢２／下肢４左上下肢５）	・室内移動は自力で可能であるが、屋外は支援が必要になるだろう。 ・自宅の構造、とくに日常生活を送る部屋からトイレまでの距離によってはポータブルトイレや尿器の使用が必要になるかも知れない。 ・自力での移動が可能であるが、ベッドや椅子の上で生活する時間が長くなりがちになる。余暇の目的と運動を結び付けることが必要。
コミュニケーション・対人関係	・68歳まで自営で印刷業を行っていたが、経営不振もあり廃業。しばらくは同業者との付き合いもあったが、今は遠のいている。妻はこれまでも「私の意見は聞いてくれない」と地域包括の担当者に嘆いていた。	・構音障害（呂律障害）があり、発語が聞き取りにくい。入院２日目よりＳＴの介入を受けている。明瞭度＝２～３。退院後も外来リハに通う必要がある。 ・他者に言葉が伝わりにくい。「えー!?　何て言ったの!?」などと不躾に聞き返されることに強い不快感を示し、人と会うことを避けるようになっている。	・本人のキャラクターを加味すると構音障害（呂律障害）により会話がうまく伝わらないことで、対人関係が疎遠になる可能性が高い。 ・引きこもりになる、外来リハにこれない、地域コミュニティと疎遠になるなどの可能性がある。また、家庭内コミュニケーションに障害をきたす可能性もある。 ・対応のポイントとして、静かな場所で聞くと聞き取りやすい。落ち着いてゆっくりと話しを聞くことが大切。不躾な聞き返し方は、自尊心を損なう。相手の話したい内容を推測し、注意深く聞くことが重要。

関がケアマネジャーに伝えるべき想定事例の情報は、表4-1に示した。

1 医療機関側で実施すべき内容

　医療機関の医師・看護師が協働して、ケアマネジャーから提供された高齢者の基礎情報と入院3日の状態評価から総合的に判断し、予後予測に基づく患者情報を早い段階からケアマネジャーなどの在宅サービスの調整を行なう専門職や本人・家族がわかるように伝えられるかが重要となっている。

　こうした入退院支援を可能にするためには、医療機関の医師・看護師が、入院早期の状況から退院時に向けた入院患者の状態の予後予測し、その状態情報をもとにして退院後の在宅生活の療養体制をいかにして構築するかといったことや、疾病の再発予防を行なうためにどのようなセルフマネジメントが必要かを整理するなどして、ケアマネジャーなどの在宅サービスの調整を行なう専門職や家族や本人など関係者に理解できるように情報を再構成する力が求められている。

2 在宅側の支援者に求められる能力

　一方で、病院から示される情報を入手し、在宅サービスの調整を行なう専門職には、慢性疾患のセルフマネジメントにかかわる基礎的な医療的知識や本人の主体性を引き出すような働きかけ・動機づけを行なう能力が求められている。

　これまでに述べてきたことを踏まえ、セルフケアプランの作成例としては、表4-2を、演習の解答例として示した。このような入退院支援のための各様式と提供される情報の対応をまとめると図4-10のようになる。

　今回、紹介した入退院支援のための様式はモデル事業を通して開発されたが、今後は各医療機関における実際の取り組みのなかから脳血管疾患以外のさまざまな疾患

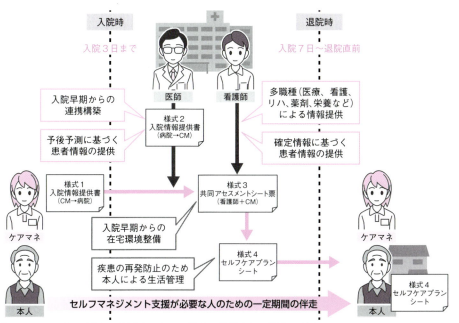

図4-10　円滑な入退院を支援するための様式と提供される情報の対応

表4 - 2　セルフケアプラン作成例

再発予防・重度化予防のためのセルフマネジメント

（対象疾患：アテローム血栓性脳梗塞）　**（セルフケアプラン）**

作成年月日：　　　　年　　　　　月　　　　　日　　　　〜

アセスメント領域と取組着手時の状況	＜支援伴走者記入＞ 本人・家族の意向 ※アセスメント（現状）をどうとらえているか	＜支援伴走者記入＞ 再発防止・重度化予防のための目標と 具体的な取組内容（アクションプラン）
病識・日常生活全般 今回の入院で再発予防のためには、食事制限・禁煙・運動療法が必要であることを理解した。日常生活での実践が課題。禁煙の継続や血圧手帳や日記など、セルフケア能力を高める、または維持する取り組みが必要	今回の入院で血圧管理が必要と理解した。妻との相談で、血圧手帳はご本人が管理することになったが、測定忘れが無いように妻が声をかけることになった。利き手の麻痺があり記入は当面妻が行う。入院中の禁煙は出来ていた。本人は禁煙できるといわれているが、妻は自宅に帰ったら再開するのではないかと心配している。	【目標】 血圧が安定する（収縮期血圧140以下＝医師の指示） 脳梗塞再発予防のための生活習慣上の課題にご家族の援助を受けながら取り組むことが出来る
服薬管理 入院以前から飲み忘れがあり、妻の援助を受けていた。入院中はお薬カレンダーと看護師の声掛けで内服が出来た。退院後は妻の声掛けが必要。但し妻の負担の軽減も必要と判断し、かかりつけ薬剤師の導入を検討	内服忘れが無いよう、カレンダー管理することは、入院中から実践しているため受け入れている。自宅では妻が飲み忘れの確認を行うことも了解されている。今回、かかりつけ薬剤師の介入を勧め、妻も喜んでいる。	
食事・栄養管理 調理は妻が行う。調理指導も済んでおり、実践的な積み重ねが今後の課題。	妻は初めて調理指導を受け、不安もあると話されている。在宅訪問管理栄養士の指導を受けることを勧め、希望された。在宅訪問管理栄養士による指導を定期的に受け、食事・栄養管理に対するモチベーションが下がらないよう援助を検討する	【具体的な取組内容（アクションプラン）】 ※健康管理表に転記 1）妻の援助を得て、1日1回の血圧測定し、手帳に記入できる 2）妻の援助を得て内服の飲み忘れがない（飲み忘れ月2回以下） 3）禁煙を継続できる 4）週に4日散歩する
運動・移動 入院前は犬の散歩が習慣であった。運動習慣が維持されるような援助が必要である。周辺の散歩から始めたいと希望がある	運動の習慣を継続する。周辺の散歩を日課としたいと希望あり、確認が必要	
コミュニケーション・対人関係 自営業をリタイヤし、周囲との関係が疎遠になりつつあった。今回失語もあり、ますます疎遠となる可能性がある。また再発予防に対し、前向きに取り組めるような周囲や地域との関係つくりが重要。	自宅にこもりがちの生活となる可能性がある。自宅にこもりがちにならない、妻の負担感が増加しない周囲との対人関係が必要。通所リハの導入を検討する	5）サービスの導入により周囲との関係を持ち、妻の介護負担を和らげる

様式3を転記・必要に応じ加筆

（慢性心不全、誤嚥性肺炎、大腿部頸部骨折、認知症など）についても、事例を集積することで、複合した疾病をもつ患者への対応を含め、より実効性の高い様式に改善していくことが求められる。

3 今後の課題

　地域包括ケアシステムでは、当該地域に存在する病院や介護事業所の役割やその機能が明確化されることで、より実効性の高い医療・看護・介護サービスの提供ができる。
　複数の慢性疾患を抱え、侵襲に弱く、しかも回復が遅い高齢患者が急性期入院医療機関に長期間、滞在すると、高齢患者の側からみれば、疾病の治療が終わったにもかかわらず、急激にADLやIADLが低下してしまうため、全体的に心身状態が悪くな

ったと感じられることは少なくない。

こうした状況を是正するためのサービス提供システムの改革として実施されてきたのが、地域医療構想や地域包括ケアシステムによるサービス提供体制の改革である。そして、この中核が入退院支援による入退院マネジメントである。

ここでは、ツールの紹介をとおして、この入退院マネジメントに必要とされる工程を明らかにしたが、未だ解決できない課題も存在している。

1 入退院支援を実施するためのフローの構築

医療機関は、従来の疾患別に運用してきたクリティカルパスの考え方を変え、入退院支援を実施するためのフローを構築する必要がある。

その際に、医療と介護の両方で共有される情報が形骸化しないようにするためには、慢性疾患を抱える入院患者の在宅生活の実現を中心においた場合に、医療・介護の専門職が共通して取り組まねばならない共通目標としてのセルフマネジメント支援の視点を結節点とすることが有用と考えられる。

このためには、今回示したツールの様式を参考として、情報共有のための様式を各医療機関で確立すべきであるが、この内容は地域別に異なる可能性がある。つまり、今回示した様式は標準型であり、おそらく医療機関ごとに開発していくほうが、実用的となるだろう。さらに、診療報酬上の評価を鑑みると、入院後3日以内に、医療機関が実施する内容の詳細な工程管理していくことが求められる。

2 地域ごとの入退院支援ルールの統一

入退院支援を推進していく際、医療機関と連携するケアマネジャーの立場から考えると、連携する医療機関ごとに様式が異なると、どのような情報を共有したらいいか、混乱してしまうという恐れがある。同様にケアマネジャーが医療機関に送る情報提供書についても様式が定まっていないと医療機関はその情報を有効活用できない可能性がある。

介護側の様式については、2018（平成30）年度介護報酬改定において、退院・退所加算の様式例が改定されるとともに、入院時情報連携加算の様式例が新たに示されることとなった。

こうした地域における様式の不統一による混乱をさけるためには、市町村内あるいは、より広域な二次医療圏域内の関連機関が協議することで、標準型を示すことが求められる。そのうえで、病院独自の退院支援のルールづくりがなされることが望ましい。

たとえば、福井県では、誰がどのタイミングでどう動くかを整理し、ケアマネジャー側・病院側で共有するために、入退院時の情報連携フローをつくることから、はじめられている。これは、病院は患者のケアマネジャーが誰かを知りたいが、それは難しいという状況があったためという。

一方、ケアマネジャーも病院に誰を訪ねて行けばよいのか知りたいという要望があったが、これについて、福井県では、担当者を明確化し公開することによって明らか

にした。

そして、病院もケアマネジャーも、どういう情報が必要であるかについて、情報共有する一般的な内容を整理する（標準型の提案）ことを通じて、全県で使える様式を開発してきたという。

さらに様式だけでなく、各保健所圏域で検討会を開催することで、入退院支援については、全県共通のルールにすることとし、患者が市町や二次医療圏を越えても同じ言語で情報共有のやり取りができるようにするため、各保健所圏域での意見を吸い上げ、各圏域の代表者からなる会議で情報共有ルールが決定された。これらのルールは、病院からの引継ぎがなかったり、不十分だったために在宅での生活や療養に困る患者や家族をなくすことを目的としてつくられてきたとされる。

福井県では、こういったルールを各保健所圏域単位で、病院担当者、ケアマネジャー、行政が、ルールの内容・運用状況について協議する場を設けることで作成してきた。これは、integrated care の考え方から言えば、規範的統合の実現といえる。

このルールの運用は、2016年4月から開始されている。退院支援ルールは、入院前にケアマネジャーがいる患者の場合といない場合の2種類である。ケアマネジャーがいる場合は、入院時、入院中、退院前調整、退院時、退院後において、病院担当者・ケアマネジャーが情報提供・共有をする際の役割を提示することとされている。

入院前にケアマネジャーがいない患者の場合は、入院時に病院担当者が介護保険申請の支援をし、入院患者の担当になることが決まったケアマネジャーが入院中から連携を始めることを提示し、それ以降は「ケアマネジャーがいる場合」と同じとするとされた。

なお、各病院・有床診療所に連絡窓口を照会し、掲載（フローとの関連性をもたせる）しており、毎年、年度初めに時点修正を照会するとともに、随時変更報告を受けホームページに掲載のデータに反映することが図4-11のとおり、実現されている。

3 セルフマネジメントを担う人材の養成

本稿で紹介したツールを用いて実施されたモデル事業において、医療機関と情報連携し、在宅サービスの調整を行なう伴走者としての役割を担ったのは、自治体の推薦を受けたケアマネジャーや自治体直営の地域包括支援センター職員の保健師であった。

2016年度のモデル事業実施自治体からの報告によると、地域包括支援センター職員は業務量が多いことから多くの件数を担当するには限界があること、また、ケアマネジャーが自治体の推薦を受け、このモデル事業に取り組んだ自治体では、セルフマネジメント支援を実施するには、ケアマネジャーの医療知識の向上や地域の開業医のセルフマネジメント支援に対する協力体制が必須であるとの指摘がされた[3]。

このように、セルフマネジメント支援に基づく入退院支援を普及推進するには、伴走者となる専門職をどのように地域で養成し、確保していくかが重要となる。

加えて筒井が、セルフマネジメントの要素として、Debra de Silva（2011）の図4

窓口一覧

各病院・有床診療所に連絡窓口を照会し、掲載（フローとの関連性をもたせる）。
毎年度始めに時点修正を照会するとともに、随時変更報告を受けホームページにデータを反映。

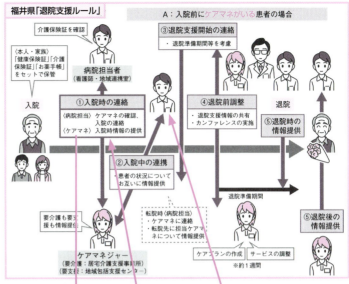

資料1　　　病院・有床診療所の連絡窓口一覧　（市町別・医療機関五十音順）

（平成29年4月1日時点）

○福井市

番号	医療機関名	郵便番号・所在地	①ケアマネジャーからの入院時の連絡を受ける窓口（対応可能な時間帯）	②ケアマネジャーへの連絡をする窓口 入院時の第一報	②ケアマネジャーへの連絡をする窓口 入院中の退院支援	③要介護認定申請等について家族等を支援する部署
35	福井循環器病院	〒910-0833 福井市新保2丁目228番地	担当部署：地域医療連携室(MSW) TEL：0776-54-5761 FAX：0776-54-5977 対応可能な時間帯 （月～金）9:00～16:00 （土）9:00～12:00	病棟MSW	病棟MSW	病棟MSW
36	福井赤十字病院	〒918-8501 福井市月見2丁目4番1号	担当部署：入院病棟 TEL：0776-36-3630 （日赤代表 → 入院病棟） FAX：0776-36-0240 （地域医療連携課） 対応可能な時間帯 （平日）8:30～17:00	入院病棟 担当看護師	地域医療連携課 担当MSW または 入院病棟 担当看護師	地域医療連携課 退院支援係 担当MSW

〔福井県「退院支援ルール」検討会．福井県退院支援ルール ～病院と地域で切れ目のない連携をめざして～（平成29年4月）http://www.pref.fukui.lg.jp/doc/kourei/taiinshien_d/fil/rule.pdf より改変〕

図4-11　入退院時の情報連携フロー（福井県）

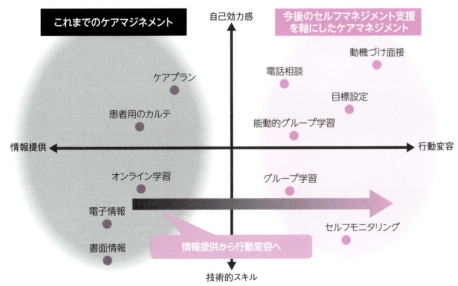

図4-12　セルフマネジメント支援の要素　　　　　（出典：筒井（2015）、筆者一部改変）

-12[4] を紹介し、今後、患者への情報提供から患者の行動変容を促す要素が求められることを指摘しているように、セルフマネジメント支援にかかわる専門職すべてがこうした行動変容を促すスキルを身につけていく必要があると考えられる。

4 看護必要度データと入退院支援システムの連動

今回、紹介した入退院支援の様式には、各医療機関で収集している「重症度、医療・看護必要度」(以下、「看護必要度」)の点数記入欄を設けていないが、「様式２　入院時情報提供(医療機関→CM)」や「様式３　共同アセスメントシート票」を活用して情報提供を行なう際に、「看護必要度」の点数を添付することで、多職種間で患者の状態を共有することができる。

たとえば、図4 -13に示すように、今回の演習で用いたモデル事例の「看護必要度」のＡ・Ｂの点数を例にとると以下のように入院初日から退院日までに患者の状態変化に応じて変化していることがわかる。

このように、入退院支援のフローにおいて「看護必要度」の点数を活用することで、医療機関でデータを収集・分析すれば、退院に向けたメルクマール(指標)として活用できる。また、実際の退院日と「看護必要度」の点数の関連性を分析することで、退院支援の取り組みのモニタリングにも活用できる。

以上のような分析ができれば、病院では、在院人数を管理するための重要な経営指標の１つとなると考えられる。

5 慢性疾患患者の情報管理

今回､紹介したツール活用の可否にかかわらずの入退院支援を実施するにあたって、専門職が介入できる期間は一定期間である。このため、入退院支援の取り組みを地域循環型にするためには、退院後に、慢性疾患を抱えるなどして要配慮となった高齢患者の情報を管理するための自治体による医療機関のバックアップ体制が必要となる。

入退院支援ツールを用いたモデル事業に参加した駒ヶ根市では、モデル事業の実施

		入院日 1日目	入院中 2日目	入院中 3日目	入院中 4日目	入院中 5日目	入院中 6日目	入院中 7日目	入院中 8日目	入院中 9日目	入院中 10日目	入院中 11日目	入院中 12日目	入院中 13日目	退院日 14日目
安静度 リハビリ 身体管理	安静度	床上	段階的頭部挙上			端座位			立位		病棟内日常生活拡大				
	リハビリ	ベッド上で手足の運動	段階的にベッドに座る訓練						歩行訓練 言語療法						
	血圧管理					降圧剤内服　再開始									
	脳保護	ラジカット（エダラボン）静注2回／日													
		キサンボン（アルガトロバン）持続静注×2日間→その後間歇的静注へ。													
	抗血小板薬				バイアスピリン（アスピリン）内服										
A項目	点滴ライン同時3本以上	2．あり	2．あり												
	心電図モニターの管理	2．あり	2．あり	2．あり											
	輸液ポンプの管理	2．あり	2．あり	2．あり	2．あり	2．あり	2．あり	2．あり							
	シリンジポンプの管理	2．あり	2．あり	2．あり	2．あり	2．あり	2．あり	2．あり							
	専門的な治療・処置 抗血栓塞栓薬の持続点滴	2．あり	2．あり												
	A項目の合計	5	5	3	2	2	2	2	0	0	0	0	0	0	0
B項目	寝返り	2.できない	1．つかまればできる	1．つかまればできる	1．つかまればできる	1．つかまればできる	1．つかまればできる	1．つかまればできる	1．つかまればできる	1．つかまればできる	1．つかまればできる	0.できる	0.できる	0.できる	0.できる
	移乗	2.全介助	2.全介助	2.全介助	2.全介助	1.一部介助	1.一部介助	1.一部介助	1.一部介助	1.一部介助	1.一部介助	0.介助なし	0.介助なし	0.介助なし	0.介助なし
	口腔清潔	1．介助あり	1．介助あり	1．介助あり	1．介助あり	1．介助あり	1．介助あり	1．介助あり	1．介助あり	0.介助なし	0.介助なし	0.介助なし	0.介助なし	0.介助なし	0.介助なし
	食事摂取	0．なし（絶	0．なし（絶	1.一部介助	1.一部介助	1.一部介助	1.一部介助	1.一部介助	1.一部介助	1.一部介助	1.一部介助	1.一部介助	1.一部介助	1.一部介助	1.一部介助
	衣服の着脱	2．全介助	2．全介助	2．全介助	2．全介助	1.一部介助	1.一部介助	1.一部介助	1.一部介助	1.一部介助	1.一部介助	1.一部介助	1.一部介助	1.一部介助	1.一部介助
	診療・療養上の指示が通じる	0.はい	0.はい	0.はい	0.はい	0.はい	0.はい	0.はい	0.はい	0.はい	0.はい	0.はい	0.はい	0.はい	0.はい
	危険行動	0.なし	0.なし	0.なし	0.なし	0.なし	0.なし	0.なし	0.なし	0.なし	0.なし	0.なし	0.なし	0.なし	0.なし
	B項目の合計	7	6	5	5	5	5	5	5	4	4	2	2	2	2
C項目	該当なし														
その他	該当なし														
	必要度合計得点	12	11	8	7	7	7	7	5	4	4	2	2	2	2

入院７日目で A得点は０点に

入院10日目で B得点は２点に

図４-13　演習事例患者における「重症度、医療・看護必要度」評価の推移

した行政組合立の昭和伊南総合病院では地域包括ケア病棟の医療介護連携室に市の職員が常駐して、介護保険の申請受付などの保険者機能を医療機関に内包したシステムを構築している。駒ヶ根市役所は、こうした工夫で市民が入院したときの情報をいち早く病院側と共有し、介護保険制度における地域支援事業の枠組みを活用した健康管理サービスを実施することで、慢性疾患患者の退院後のフォローを実現している。

　医療機関が患者評価を活用した入退院マネジメントを実現するためには、自治体行政と情報管理を含めた協働体制を構築することが強く求められている。

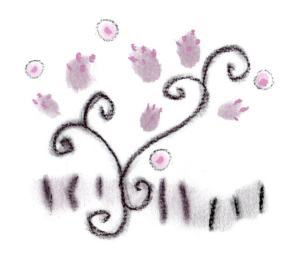

引用文献
1) 日本能率協会総合研究所：平成26年度老人保健健康増進等事業、ケアマネジメントの質の評価及びケアマネジメントへの高齢者の積極的な参画に関する調査研究事業、2015
2) 日本能率協会総合研究所：平成28年度老人保健健康増進等事業、入退院を繰り返す可能性のある要介護者等における再発防止のためのセルフマネジメントの在り方に関する調査研究事業、2017、https://www.jmar.co.jp/job/welfare/dat/h28-selfman_part1.pdf
3) 日本能率協会総合研究所：平成27年度老人保健健康増進等事業、要支援・要介護者に対する入退院時等における継続的な支援を実現するための介護支援専門員支援ツール開発及び効果検証のための調査研究事業、2016、https://www.jmar.co.jp/job/welfare/lhmw-rep27-60.html
4) Debra de Silva：'Evidence：helping people help themselves：a review of the evidence considering whether it is worthwhile to support self-management' Health Foundation, Figure 1：Continuum strategies to support self management, viii ,2011

医療介護連携に基づくセルフマネジメント支援様式（入退院支援ツール）

（出典：株式会社日本能率協会総合研究所、2017）

様式1　入院時情報提供書（CM→病院）

様式2　入院時情報提供書（病院→CM）

入院時情報提供書

連絡窓口・担当者名・連絡先

病院名			
病棟名		電話番号・内線	
主治医	（フリガナ）	担当看護師所属・氏名	
病状説明	月　　日　　時　　分～　　時　　分　場所		
カンファレンス	月　　日　　時　　分～　　時　　分　場所		

（カンファレンス内容）

（　　　年　　　月　　　日：記　　　）

今回の入院の原因と病名

（　　　年　　　月　　　日：記　　　）

病状（医師の所見・入院時の治療計画など）

（　　　年　　　月　　　日：記　　　）

現在の状態から退院後の状況を予測

病識 （本人・家族への説明と理解の状況及び本人・家族の意向）	（対象疾患：　　　　　　　　　） （　　　年　　　月　　　日：記　　　）
日常生活全般 （生活習慣等） ※喫煙者については、「禁煙」について必ず記載すること	（　　　年　　　月　　　日：記　　　）
服薬管理 （どの程度、自己管理ができそうか）	（　　　年　　　月　　　日：記　　　）
食事・栄養管理	（　　　年　　　月　　　日：記　　　）
運動・移動	（　　　年　　　月　　　日：記　　　）
コミュニケーション・対人関係 ※認知症状と思われる生活の不具合などがある場合は記載すること	（　　　年　　　月　　　日：記　　　）
せん妄の有無	1.　なし　　　　　2.　あり（具体的な状況：　　　　　　　　　　　　　　　　　　　　　　　　）

様式3　共同アセスメントシート

共同アセスメントシート票

（　　　年　　月　　日）

※看護サマリーを添付してください。

連絡窓口・担当者名・連絡先

病院名	
病棟名	電話番号・内線
主治医	(フリガナ) / 担当看護師所属・氏名

現在の病状（医師の所見含む）

（　　　年　　月　　日:記　　）

再発防止のための気をつけて欲しいこと・留意点　※喫煙者に対しては、「禁煙」についての具体的な意見を必ず記載する

（　　　年　　月　　日:記　　）

現在の状況と今後の生活展望（在宅生活継続の見立て・アセスメント）

病識 （本人・家族への説明と理解の状況及び本人・家族の意向）	（対象疾患：　　　　　　　）（様式1を踏まえ）			
日常生活全般 （生活習慣等）	（様式1を踏まえ）			
喫煙ありの場合	本/日まで　　指導担当者（　　　）	飲酒ありの場合		合/日まで
排尿	1. 自立	2. 見守り等	3. 一部介助	4. 全介助
方法	1. トイレ	2. ポータブルトイレ	3. リハビリパンツ・おむつ・尿とりパッド	
	4. 尿カテーテル・ストーマ			
排便	1. 自立	2. 見守り等	3. 一部介助	4. 全介助
方法	1. トイレ	2. ポータブルトイレ	3. リハビリパンツ・おむつ	4. ストーマ
便秘の有無	1. 便秘	2. ふつう	3. 軟便・下痢	
認知症状による生活への不具合	1. なし　　2. あり（　　　　　　　　　　　　　　　　　　　）			
認知症リスク調査の結果に対する見立て	1. 疑いなし　　2. 疑いあり（要診断）→専門医へ受診（医療機関名：　　　　　） 　　　　　　　　　　　　　　　　　　　　　（受診予定日：　　／　　） 3. 認知症と診断（今回、当院にて／既に）　　5. その他（　　　　　　）			
服薬管理	（様式1を踏まえ）			
内服薬	1. なし　　2. あり（　　　　　　　　　　　　　　　　　　　）			
食事・栄養管理	（様式1を踏まえ）			
食事摂取	1. 自立	2. 見守り等	3. 一部介助	4. 全介助
嚥下状況	1. できる（むせ込み：あり・なし）	2. 見守り等	3. できない	
食形態	1. 常食　2軟菜・軟食　3きざみ食　4.ミキサー食　5.ソフト食　6経管栄養（種類：　　量：　　ml×　回/日）			
食事制限	1. なし　　2. あり（塩分制限　　g、　カロリー制限　　kcal、その他：　　　）			
アレルギー	1. なし　　2. あり（　　　　　　　　　　　　　　　　　　　）			
運動・移動	（様式1を踏まえ）			
歩行状況	1. 問題なし　　2. 問題あり（どんな状況か：　　　　　　　）			
福祉用具の使用	1. なし　　2. あり（　車いす　/　歩行器　/　杖　/　補装具　）			
コミュニケーション・対人関係 ※認知症状による生活の不具合などがある場合は、「具体的な対応」について記入	（様式1を踏まえ）			
コミュニケーション	1. できる　　2. 支障あり（程度：　　　　　　　） コミュニケーションに必要な支援（　　　　　　　）			
言語障害の有無	1. なし　　2. あり（どんな状況か：　　　　　　　）			

様式4　セルフケアプランシート（モニタリング、総括）

（対象疾患：　　　　　）　**（セルフケアプラン）**

ID：＿＿＿＿＿＿＿＿＿

作成年月日：　　年　　月　　日　〜

アセスメント領域と取組着手時の状況	＜支援伴走者記入＞ 本人・家族の意向 ※アセスメント（現状）をどうとらえているか	＜支援伴走者記入＞ 再発防止・重度化予防のための目標と 具体的な取組内容（アクションプラン）
病識・日常生活全般		【目標】
服薬管理		
食事・栄養管理		【具体的な取組内容（アクションプラン）】 ※健康管理表に転記 1） 2）
運動・移動		3） 4）
コミュニケーション・対人関係		5）

共同アセスメントシートを転記・必要に応じ加筆

（セルフケア　モニタリングシート）

　　年　　月　　日

（　　）ヶ月モニタリング　*利用者によって期間は調整

＜支援伴走者記入＞ 取組成果と現状（主観） 本人・家族	＜支援伴走者記入＞ 現在の状況・評価	＜医療機関＞ 評価・提案 支援伴走者近ヒアリングしてない	＜支援伴走者記入＞ 再発防止・重度化予防のための目標の見直し と具体的な取組目標の見直し （アクションプラン・見直し） ※見直しがあった場合のみ記載 【目標】
			【具体的な取組内容（アクションプラン）】 ※健康管理表に転記 1） 2） 3） 4） 5） 介護サービス等への繋ぎ（追加含む） □ 要　　□ 不要

（セルフケア　総括）

　　年　　月　　日

アセスメント領域と取組終了時の状況	卒業時	
	目標の達成状況 （どの程度達成できたか？その背景、要因）	今後に向けて （現状を維持・改善するために①継続して取り組むこと、②その際の留意点）
病識・日常生活全般		
服薬管理		
食事・栄養管理		
運動・移動		
コミュニケーション・対人関係		

様式5　セルフチェックシート

セルフチェックシート（プラン作成時・モニタリング時）

対象疾患：　脳卒中用

作成年月日：　　　年　　月　　日
ID：
確認者：

プラン作成時

	チェック項目	チェック	種別	確認者 （支援伴走者）
疾患の理解	・脳卒中がなぜ起きるか知っている	□はい　　　□いいえ	本人	
	・脳卒中を発症する際のサイン（前兆の症状） 　食べこぼしや、顔のしびれ等の違和感がある 　頭痛や吐き気がする 　つまずいたり、転んだりしやすい 　座っている時に、ひとりでに身体が傾く　　など	□知っている　　　　　　　□知らない □症状はほとんどなかった □時々症状はあった □頻繁に症状があった	本人	
予防の理解	・自分の適正な血圧値 （上：　　／下：　　　mmhg）	□知っている　　　　　　　□知らない □だいたい当てはまる □あまり当てはまらない □わからない	本人	
	・自分の適正な体〔重〕 （　　　kg〕	□知っている　　　　　　　□知らない □だいたい当てはまる □あまり当てはまらない □わからない	本人	
	・自分の適正な血〔糖〕 （　　～　　）	□知っている　　　　　　　□知らない □だいたい当てはまる □あまり当てはまらない □わからない	本人	
	・自分の適正なコ〔レステロール〕 （LDL　～　　　mg/dL）	□知っている　　　　　　　□知らない □だいたい当てはまる □あまり当てはまらない □わからない	本人	
	・決められた通院頻度を守る	□重要だと思う　　□重要だと思わない □できた □だいたいできた □あまりできなかった	本人	
	・医師の指示通りに薬を飲む	□重要だと思う　　□重要だと思わない □できた □だいたいできた □あまりできなかった	本人	
	アクションプラン①	□重要だと思う　　□重要だと思わない □できた □だいたいできた □あまりできなかった	本人	
	アクションプラン②	□重要だと思う　　□重要だと思わない □できた □だいたいできた □あまりできなかった	本人	
	アクションプラン③	□重要だと思う　　□重要だと思わない □できた □だいたいできた □あまりできなかった	本人	
	アクションプラン④	□重要だと思う　　□重要だと思わない □できた □だいたいできた □あまりできなかった	本人	
	アクションプラン⑤	□重要だと思う　　□重要だと思わない □できた □だいたいできた □あまりできなかった	本人	
その他	・取り組みについて（モチベーション）	□重要だと思う　　　□重要だと思わない	本人	
	・家族や周囲の人は、この取り組みに協力的である	□はい　　　□いいえ	本人	
			本人	

共同アセスメントシート作成時にモニタリングすべき項目についても検討を行う

セルフマネジメントプランからアクションプランを記載
健康管理シートの記入状況から評価を行う

※医療機関との共同アセスメントシートを踏まえ、アクションプラン以外のモニタリングする項目を選択・削除・追加してください。
※数値については、医療機関からヒアリングしてください。
※前兆症状や数値に異常が見られた場合には、早期に受診させるか、かかりつけの医療機関に相談すること

様式6　健康管理シート

健康管理シート：脳卒中用

ID：_____

注) 曜日は必須ではないので、使いやすいようにカスタマイズしていただいて構いません。服薬・体の不具合・体重は固定とし、服薬は出来るだけ毎日まめにつけて下さい。

曜日（　月　/　日）	月（　　　日）	火（　　　日）	水（　　　日）	木（　　　日）	金（　　　日）	土（　　　日）	日（　　　日）	頻度
具体的な取組内容（アクションプラン）								
1)								
2)								
3)								
4)								
5)								
服薬（飲んだら○）	朝・昼・夕・就寝前	朝・昼・夕・就寝前	朝・昼・夕・就寝前	朝・昼・夕・就寝前	朝・昼・夕・就寝前	朝・昼・夕・就寝前	朝・昼・夕・就寝前	毎日
体の不具合（具体的に）	なし・あり	なし・あり	なし・あり	なし・あり	なし・あり	なし・あり	なし・あり	毎日

・CMと立てたアクションプランと実施状況を記載する
・たばこ／お酒／食事／睡眠／運動／水分 など
・食事・水分など栄養管理の具体的な記録方法については、栄養士と別途、検討
→感想（できた/できなかった）については様式50セルフチェック表に記載する

利用者のアクションプランに合わせるが、服薬と体の不具合・体重は固定

今週の体重（週に1回測定）　_____ kg（測定日：　/　）

※不具合が見られた場合には、早期に受診するか、かかりつけの医療機関に相談しましょう。

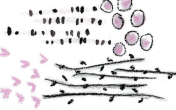

第5部

2018年度診療報酬改定が医療機関のマネジメントに与える影響

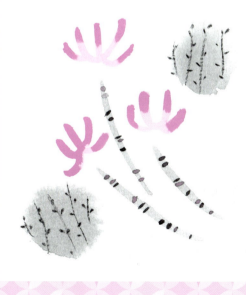

患者評価としての看護必要度データの意義
2017（平成29）年度入院医療等の調査・評価分科会の議事録から

1 はじめに

2018（平成30）年度診療報酬改定によって、医療機能や患者の状態に応じた入院医療の評価として、基本的な医療の評価と診療実績に応じた段階的評価とを組み合わせた新たな入院基本料の評価体系が導入されることとなった。

入院基本料の算定にあたって、診療実績として求められる「重症度、医療・看護必要度」（以下、「看護必要度」）の項目に大きな変更はないが、その測定方法は大きく変わり、現行の一般病棟用の「看護必要度」の評価を「一般病棟用の重症度、医療・看護必要度Ⅰ」、診療実績データ（EFファイル）を用いて評価する場合を「一般病棟用の重症度、医療・看護必要度Ⅱ」とし、各施設でいずれかの判定方法を選択することになった。

この「看護必要度」の測定・評価方法については、中央社会保険医療協議会の下部組織である「入院医療等の調査・評価分科会」（以下、分科会とする）で時間をかけて議論されたことになっているが、その議論が始められた理由や議論のプロセスにおいて分科会で示されたデータの内容やその解釈の前提となった臨床看護の現場の実態の理解には委員によって大きな差があった。

本稿は、日本臨床看護マネジメント学会が、2018（平成30）年度の診療報酬改定で導入された新たな「看護必要度」の測定・評価方法がどのような議論を経て導入されることとなったのか、委員会議事録をもとに明らかにし、その議論の過程で改めて示されることとなった患者評価としての「看護必要度」データの意義を臨床看護の立場から考察したものである。

2 分科会での看護必要度の測定・評価方法に かかわる議論の経緯

1 平成29年度の分科会で取り上げられた「看護必要度」の測定・ 評価方法の論点としての一般病棟入院基本料の評価指標の見直し

2017（平成29）年度の分科会の議論が始まる前の「看護必要度」の測定・評価方法のトピックとしては、2016（平成28）年度診療報酬改定において、データ提出の様式に「看護必要度」の項目を反映させたHファイルが導入されたことがあげられる。

このHファイルの導入により、DPC参加病院は、「看護必要度」のデータによって

看護・医療サービスがどの程度投下されたかを可視化することができるとともに、看護・医療サービスを統一した指標によってベンチマーキングすることが可能となった。このことを理解した病院では重要な経営指標として、このHファイルによる「看護必要度」のデータを利用することを考え、積極的に精度管理の取り組みを始めた。

　一方で、2015（平成27）年10月15日の分科会における検討結果・報告の「看護必要度」の測定・評価方法にかかわる内容には、『「重症度、医療・看護必要度」のA項目については、診療報酬の算定項目に基づく評価や項目の統一・簡素化により、評価の負担を軽減できる可能性についても、今後、こうしたデータを活用しながら検討すべきとの意見があった』との意見が出された[1]。

　「看護必要度」の測定・評価方法については、2008（平成20）年度に7対1一般病棟入院基本料算定のために活用されるようになってから、2年に1度の診療報酬改定のたびに評価方法や項目の見直しがなされてきたため、このような指摘があることについては例年どおりとも考えられる。

　しかしながら、この指摘を注意深く読み解くと、「看護必要度」データをより普遍的なデータとして運用するために、Hファイル導入による「看護必要度」A項目とのDPCとの連動について検討を行うという視点と「看護必要度」の日々の評価が負担であり、これを解決するためにDPCを活用するという2つの異なる視点による解釈がされることになった。

　『「看護必要度」評価が負担である』という指摘は、これまでも散見されたが、日々の記録に対する負担[2]、研修会への参加[3]がその理由としてあげられてきた。

　前者の日々の記録に関しては、本書で取り上げているようにアセスメントツールとしての「看護必要度」評価の是非ではなく、そもそも看護記録がどうあるべきかということに深く関連している。後者の研修会参加については、評価の信頼性・妥当性の担保から必要なものであり、この要件をなくしてしまった場合、データの信頼性がとたんに失われてしまう恐れがあると考えられる。

　たとえば、この「看護必要度」と同じように社会保障制度に活用される全国統一基準のアセスメントツールとしては、介護保険制度における要介護認定があるが、この認定の仕組みにおいても、評価マニュアルが確立しているとともに、その解釈についても介護保険制度の運営に責任をもつ市町村によって研修会の実施は義務づけられている。この研修会の参加が負担になるという認識は、診療報酬そのものの信頼性の問題となりうることを理解する必要があるだろう。

　このような前提を踏まえつつ、2016（平成28）年度・2017（平成29）年度入院医療等における実態調査結果の分析をもとに、2018（平成30）年度診療報酬改定に向けて、2017（平成29）年度の分科会における「看護必要度」の測定・評価方法の議論は開始された。

　このテーマがはじめて議論されたのは、2017（平成29）年6月21日に開催された第3回分科会であった[4]。ここでは、一般病棟入院基本料をテーマとして検討がなされた。そのなかで現行の評価指標として「看護必要度」が取り上げられ、当該指標にか

表5-1 2017（平成29）年度第3回分科会で示された評価指標に係る基本的な考え方（案）

【評価指標】
○評価に用いる指標は、測定方法が簡便であること、客観性が確保されていること等が、望ましいのではないか。
○診療内容の改善に活用する観点からは、指標が何を意味するものかがわかりやすいことが望ましいのではないか。
【検討手法】
○指標が適切な評価につながっているかどうか、設定している基準と、各指標が着目している項目（患者の状態、診療機能、医療の内容等）とでの相関関係や分布などについて分析を行うべきではないか。

かわる実態調査の結果が資料として示されている。

　ここで事務局が示した検討方針の案は、「入院基本料のより適切な報酬設定にあたっては、評価指標に係る基本的な考え方（案）も考慮しつつ、更なる分析が必要ではないか」という前提のもとに、「評価手法」の検討を行うという内容となっている。

　具体的な記述内容からは、表5-1のように「評価手法」を「看護必要度」を前提とするのではなく、多くの指標との関連性を分析し、一般病棟入院基本料の算定根拠としてふさわしい指標を設定しなおすことが想定されているようにうかがえる。

　しかし、この論点に「看護必要度」データを普遍的なデータとして活用しようという視点はまったく含まれておらず、前に出された分科会のとりまとめの指摘とはかけ離れたものであった。このため、この論点は、もう1つの「看護必要度」の評価をめぐる負担に配慮し、「看護必要度」データをDPCデータで置き換えるという結論をもとに設定がなされたとも推察できる。

　このような論点設定は、2008（平成10）年9月に設置された医療保険福祉審議会「診療報酬体系見直し作業委員会」における検討以前から、医療機関にふさわしい患者像を特定するために継続的に実施されてきた調査研究の流れ[5]を根底から覆すもののみならず、国民により信頼される行政を展開するためには、全ての職員が統計などデータを積極的に利用し、証拠に基づく政策立案（EBPM）を推進するという首相官邸で示された方針[6]に反するものであった。

2 一般病棟入院基本料の評価指標の見直しを進めるために提案された「看護必要度」データとDPCデータの突合分析による検証

　次に、一般病棟入院基本料をテーマとして検討がなされたのは、2017（平成29）年8月24日の2017（平成29）年度第6回分科会であった。この分科会では、前回に案として示された評価指標の見直しを具体的に進めるための方法として、「看護必要度」A・C項目（Hファイル）とDPCデータ（EFファイル）を突合し評価することの検証について議論が始められることとなった。その理由としてあげられてきたものは、おおむね以下の3つであった[7]。

①急性期入院医療の評価手法としての「重症度、医療・看護必要度」は、医療ニーズや手厚い看護の必要性が高い患者の状態や医療処置、看護の提供量などに着目した評価指標となっており、より正確に医学的管理や看護の必要性を把握し、適正な看護師の配置に活用するとの観点で有用な指標であるが、報酬算定のための評価手法や事務手続きという視点からは必ずしも適正な運用になっていない。

②医療機関によっては報酬算定の手続きとしてしか、「看護必要度」が使用されず、現場にとっては負担になっているとの指摘があり、さらに算定要件の基準値となっていることから、経営的な視点からは、入院患者の状態に応じた医療の提供よりも基準値をクリアすることに重点が置かれているのではないか。

③評価手法としては、測定方法が簡便である事、客観性が確保されていることが望ましい。

3 分科会の議論で明らかになった「看護必要度」の測定・評価方法をめぐる2つの視点

「看護必要度」の測定・評価方法をめぐる議論は、2017（平成29）年9月6日に開催された第7回分科会においても引き続きなされた。この分科会の議論では「看護必要度」の測定・評価方法をめぐる両者の視点は顕著に異なっていた。

事務局側は、DPCデータを活用して「看護必要度」を測定することを推進する、つまり「看護必要度」の評価を簡素化するためにDPCデータを活用しようとする立場であった。主な意見としては、以下の4つが示されていた。

①「看護必要度」の測定は、毎日の評価、看護記録、教育、監査などで看護師に負荷がかかっているため、DPCデータを活用して測定できるのであれば、置き換えを検討すべきである。

②看護師が判断して評価する手法ではなく、DPCデータを活用して測定した方が客観的データを取得できる。

③院内指導者研修に参加しないと正確に評価できないのであれば、客観性のある指標とは言えない。

④看護必要度のA・C項目は、診療報酬請求区分と関連しているので、高確率で一致する可能性があると考えられる、など看護師の負担が問題であること、また看護師が評価しているデータに客観性があるかについては疑問がある[8]。

これに対し、主に臨床看護を代表する委員からは、DPCデータの情報と「看護必要度」を測定する情報は異なる、つまり、「看護必要度」の評価は、DPCデータとは性質が異なるものであり、これらの相互代替性はないという立場からの意見が出され、主な内容は、以下の8つにまとめられる。

① 「看護必要度」は、2008（平成20）年度に一般病棟入院基本料の算定に導入され、現在では経営や臨床現場のマネジメント上、重要なデータとして、病院・病床機能分化、平均在院日数短縮、看護職員適正配置、などに活用されている。

② 看護必要度は毎日評価することで、急性期医療の日々変化する患者の状態を正確に評価でき、患者の状態に合わせて適切な病棟へ転棟を検討するためのエビデンスとなっている。患者の医療・看護ニーズに適した機能の病棟もしくは病院での医療提供が可能となることで、平均在院日数短縮や適切な医療資源の配分や質の高い医療提供につながっている。

③ 各施設が看護必要度の基準値を目安として、病棟機能を検討することで急性期病棟から地域包括ケア病棟や回復期リハビリテーション病棟などへの転換が促進されるなど、国がめざしている病院・病床機能分化に寄与できている。

④ 2006（平成18）年度診療報酬改定で患者の評価を求めず、単なる看護職員数の届出のみで7対1一般病棟入院基本料の算定を認めたことにより発生した問題に対し建議があり、2008（平成20）年度に「看護必要度」を一般病棟に導入したことで、患者の重症度や医療・看護提供量に合わせた適正な看護師配置ができ、医療の質が保障された。現在も患者の重症度に合わせた看護配置ができている。

⑤ 「看護必要度」A・C項目（Hファイル）をDPCデータ（EFファイル）に置き換え測定することは、日々の患者の状態が把握できなくなり、病床機能分化や看護職員適正配置などにも悪影響があるのではと危惧する。

⑥ 各病院のハード整備や人員配置、診療報酬から考えると、患者の状態を正確に判断するよりも、利益誘導による病床選択や施設整備などの不備による不適切な看護サービス提供が起こってくることもあり得る。それらに対しエビデンスになるものが、「看護必要度」のデータであると考える。たとえば、特定集中治療室・ハイケアユニットが施設基準上、対象患者が同じにもかかわらず、「看護必要度」により患者の重症度を評価し、適切な病床選択ができていることでもわかる。毎日評価することで、患者の病態にあった適切なケアを受けることができるようになるもので、過去データでは不可能である。適切な病床マネジメントは、病床機能分化のみならず、適切な医療資源の配分にも寄与できている。

⑦ 評価や看護記録が負担であるとの意見があるが、看護記録は診療報酬の入院基本料で求められているものである。「看護必要度」のために看護記録が負担になっていると誤解されやすいが、「看護必要度」では特別な看護記録は求めていない。看護記録の負担と「看護必要度」評価は別問題であり、逆に病院全体で「看護必要度」の評価や教育・監査体制整備に取り組むことで、看護記録が整備され負担軽減に繋がっている病院も多くある。看護記録や日々の評価が負担であるとすれば、病院として解決に取り組むことを推進してほしい。

⑧ 「看護必要度」は、看護量の測定のためだけではなく、日々の患者の状態の把握と入院患者に必要とされる医療、看護ニーズを明らかにするものであり、診

療明細情報の結果データであるDPCデータとは性質が全く異なることから置き換えることは困難である。また、同じ内容項目であっても評価における定義の相違がある。たとえば、創傷処置（褥瘡を除く）の項目で「看護必要度」の定義は、「皮膚又は粘膜の破綻」を評価しており、表皮が剥離してびらんや浸出液が出ている場合は評価できるが、医事請求ではこの状態のみでは算定できない。同様に、心電図モニターの管理においては、モニター装着を医師の指示に基づき心電図モニターを装着していることは、DPCデータにより抽出できても、「看護必要度」の要件となっている「看護師が心電図を常時モニタリングしている」ことは評価できないため、患者が心電図を常時モニタリングする状態であるかはわからない。これらの事例はごく一部であり、患者の状態を評価してケアに繋げ結果を出していく「看護必要度」と、実施したことを診療報酬請求するDPCデータのEFファイルとは、データの質が異なっていることから、置き換えする事は困難であると考えられる。

　以上のように、第7回の分科会では異なる2つの立場からの意見が出されていたが、結果的に、次回以降に2017（平成29）年度調査データを用いて実施された「看護必要度」とDPCデータとの関連性についての分析がされることとなった。しかし、その解釈からも両者の立場の違いは明らかになった。

3 分科会で実施された「重症度、医療・看護必要度」とDPCデータを用いた分析の概要

1 重症度、医療・看護必要度とDPCデータを用いた分析結果の解釈

2017（平成29）年11月2日に開催された第11回分科会では、表5‐2に示したよう

表5‐2 「看護必要度」とDPCデータを用いた分析条件[9]

○使用したデータ
　平成28年12月に提出されたDPCデータ（一般病棟7対1）
○各項目の評価方法
　・A項目・C項目
　　事務局で作成予定のマスタに沿って、重症度、医療・看護必要度に対応する報酬区分EFファイルで報告された場合、当該項目に該当すると設定
　・B項目
　　Hファイルを用いて、原稿の重症度、医療・看護必要度の該当判定をそのまま使用
○医療機関ごとの該当患者の計算方法
　現行の計算方法と同様に、
　（「A項目2点以上かつB項目3点以上の患者」、「A項目3点以上の患者」または「C項目1点以上の患者」）/のべ入院患者で計算を行った
○突合時の設定
　・「A8救急搬送後の入院」およびC項目については、マスタ該当項目が報告された日から所定の日数を該当と判断
　　（例）12月1日に救急医療管理加算1をEFファイルで報告→12月1日・2日に「A8救急搬送後の入院」該当
　・薬剤についてはEFファイルでの処方日と薬剤マスタを突合

167

な方法で分析が行われ、図5-1、図5-2、図5-3のような分析結果が示された。

　この分析結果からは、A項目およびC項目の各項目で、DPCデータを用いた判定のほうがより低い割合となる項目が、A項目19項目中10項目、C項目9項目中6項目であった。また、「看護必要度」評価項目の定義と診療報酬の請求区分の表現・規定がほぼ同等である項目が、DPCデータを用いた判定が低い割合となったと記されている。

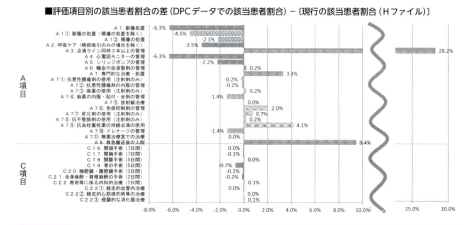

		重症度、医療・看護必要度の判定 (Hファイル)			
		該当	非該当	ファイ係数	0.51
マスタ(※)に基づく判定 (EFファイル)	該当	1,680,946 (17.4%)	779,325 (8.1%)	感度	0.61
	非該当	1,097,452 (11.3%)	6,114,426 (63.2%)	特異度	0.89

(n=9,672,148)

図5-1　「看護必要度」とDPCデータ(EFファイル)の判定の一致度[9]

該当患者割合の差を項目別にみると、主にA項目での差が大きい。
差の理由として考えられるのは、
・「創傷処置」「呼吸ケア」「心電図モニターの管理」「シリンジポンプの管理」に対応する請求項目は、医療機関においてEFファイルに入力していない可能性がある。
・「点滴ライン同時3本以上の管理」「救急搬送後の入院」については、重症度、医療・看護必要度の定義と請求における規定とがずれているためと考えられる。
・薬剤については、処方日と実際に投与した日とがずれている可能性がある。
・「全身麻酔・脊椎麻酔の手術」については、現場の入力の際、他の手術項目とあわせて入力されている可能性がある。

図5-2　「看護必要度」とDPCデータ(EFファイル)の分析結果(評価項目別)[9]

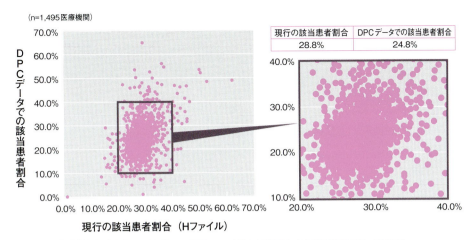

図5-3 「看護必要度」とDPCデータ（EFファイル）で算出した回答患者例の一致度[9]

　その要因として、DPC包括算定では出来高の請求項目が入力されない場合や項目への該当に関する判断の違いなどの影響が考えられ、DPCデータを用いた判定のほうが高い割合となる項目は、「点滴ライン同時3本以上の管理」などのように、「看護必要度」の評価項目の定義が診療報酬の請求区分では規定できない項目であり、分析に使用したDPCモデルの設定が広い設定となったことが考えられると記述されていた。

　また、医療機関ごとの該当患者割合の比較データは、現行の該当患者割合では25％未満となっているが、DPCデータを用いた判定では25％以上となっている医療機関や、逆に現行の該当患者割合では25％以上となっているが、DPCデータを用いた判定では25％未満となっている医療機関が一定数存在している結果が示されていた。

　「看護必要度」とDPCデータを用いた分析結果は、「看護必要度」とDPCデータを比較すると相関が強い項目と弱い項目が混在していることが分析によって示され、検証により「急性期の入院患者の医療・看護の必要性や重症度を診療報酬に反映させる指標」としてはDPCデータは適さない事が明らかになったと分科会における報告では結論づけられていた。

2 分科会の終了後に修正された分析結果について

　しかし、分科会が閉じられた後に、先の第11回分科会では、「入院医療等の調査・評価分科会における検討結果報告」中央社会保険医療協議会総会で示されていたデータと異なるデータが示されていたことが報告された。

　その理由は、DPCデータを用いた分析について、「看護必要度」の該当患者基準は「A得点2点以上かつB得点3点以上」、「A得点3点以上」または「C得点1点以上」であるところ、「A得点3点以上」または「C得点1点以上」のみで判定を行っていた。「C21全身麻酔・脊椎麻酔の手術」のマスタが全18請求項目であったところ、その内の4項目のみで判定をしていたケアレスミスであったと説明された（図5-4）。

　事務局は、分科会のとりまとめには影響がないとしているが、改めて示された該当

> ● 入院医療等の調査・評価分科会で報告した分析については以下2点の集計の誤りがあった。
> ① 重症度、医療・看護必要度の該当患者基準は「A得点2点以上かつB得点3点以上」、「A得点3点以上」または「C得点1点以上」であるところ、「A得点2点以上かつB得点3点以上」が欠落していた。
> ② 「C21全身麻酔・脊椎麻酔の手術」のマスタが全18請求項目であったところ、その内の14項目が欠落していた。

> 上記2点の修正を行い、再度修正を行った。

留意点
入院分科会の報告は、今回の分析が現行の重症度、医療・看護必要度とDPCデータを用いた判定とが一致しないことが自明であるなか、診療報酬で考慮すべき「急性期の入院報告」の把握手法としての考察を行ったものであり、分析内容を訂正しても、分析結果および報告内容には影響するものではない

図5-4 入院分科会で報告した分析内容の訂正内容[11]

患者割合は、DPCデータを用いた場合は28.8％となっており、従前の分科会で議論した24.8％とは、逆の結果が示されていた。

議論を行なった分析結果と異なる結果を総会に報告し、従前の分科会の結論には影響がないと結論づけた事務局の対応は、疑問である。

3 検証によって明らかになったDPCデータの入院基準への活用における課題

日々、看護師が評価している「看護必要度」は、客観性および精度に問題があると指摘されていたが、DPCデータのEFファイルの精度にも問題があることは、後述するように、すでに臨床現場では指摘されている。

EFファイルは原則として、出来高報酬の算定ルールに沿って入力される請求区分であり、実際に行われた医療行為であっても入力されない場合があること、EFファイルのデータの質にも医療機関間の差があること、さらには評価項目と請求区分で定義が異なる診療行為を多く実施していることから、入力が不十分なデータが多い可能性など、EFファイル側の調整が必要である。

このため看護必要度の該当患者が急性期の入院患者であると仮定して、DPCデータのEFファイルを用いて評価するためには、時間をかけて「看護必要度」とDPCデータ各々の問題を分析・検討して調整することが必要であり、拙速な対応では現場が混乱するため避けるべきである、という意見は委員会でも出されていた。

このことに加え、DPCデータのEFファイルを用いた「看護必要度」の該当患者割合の測定について、現場の看護管理者からは、現場の看護師の負担軽減につながるという意見より、現在看護配置や病床管理などに活用しているデータがなくなることに対してどのような運用になるのかわからないことに対する不安も多く聞かれているといった意見も出されていた。

表5 - 3　日本病院会、全日本病院会の緊急調査結果（概要）

- ・院内指導者研修が負担である。
- ・「重症度、医療・看護必要度」データを院内で活用している。
- ・一勤務あたりの評価・入力作業にかかる時間の割合が、「30分以上60分未満」が最も多い。重症度、医療・看護必要度の判定項目とレセプト請求項目との突合や検証を実施している施設が6割ある。
- ・「重症度、医療・看護必要度」とDPCデータを用いた測定を選択できる場合選択を検討すると回答した施設が6割であり、選択を検討しない理由として、「具体的内容がわからない」が多かったという結果であった。

表5 - 4　日本臨床看護マネジメント学会調査結果概要

- ・患者一人あたりの「重症度、医療・看護必要度」評価に要する時間は、2008年の調査の値の平均と比較すると約4分弱短くなっていた。
- ・「重症度、医療・看護必要度」の評価項目の難易度、研修の必要性、評価にかかる時間はいずれもB項目の割合が最も高かった。
- ・選択制になった場合、「重症度、医療・看護必要度」とDPCデータをどちらの評価を選ぶかという問いに対して、「わからない」が49.7％と約半数を占めた。
- ・「重症度、医療・看護必要度」とのDPCデータが選択性になった場合、「重症度、医療・看護必要度」の評価を継続するかという問いに対して、「わからない」が57.7％と示された。しかし、「継続する」が32.1％とも示された。

4　「重症度、医療・看護必要度」に関する経営者と臨床看護2つの立場からのアンケート調査の結果

　2017（平成29）年11月9日に開催された第12回の分科会では、医療現場の意向を正しく把握し、実情に即した検討がされることを目的として、日本病院会、全日本病院協会および日本臨床看護マネジメント学会で緊急調査を実施したので、報告したいとの要望が2017（平成29）年度に分科会の最終会であることから受理された[12]。

　これは日本病院会、全日本病院会では、会員病院のうち、一般病棟入院基本料、特定機能病院入院基本料を届出している病院（7対1一般病棟入院基本料にかぎる）1,241病院の医師（病院長）、看護師（看護職責任者）、事務職員（医事課責任者）対象としたアンケートで回答数は447病院であった。この調査結果の主な内容は、表5 - 3のとおりであった[13]。

　同様に日本臨床看護マネジメント学会から調査結果が発表された（表5 - 4）[14]。この調査は、スタッフナースから、看護部長まで幅広い立場の現場の看護師7,498名を対象としたアンケートであった。この報告には、患者一人あたりの「看護必要度」評価に要する時間が平均5.82分であり、山内らが発表した2008年調査[15]の9.47分と比較すると4分ほど短縮したことや、「看護必要度」の評価の難易度、研修の必要性、評価にかかる時間はいずれもB項目が高かったことが示されていた。

　また、現状の「看護必要度」測定とDPCデータを用いた測定を選択できる場合どちらを選択するかの回答で「わからない」が約50％、「DPCデータ」と回答したものは4.3％であったことも記されていた。

　両アンケート結果を踏まえ、分科会では「看護必要度」を日々測定することは、現場の看護師にとって日常業務となっており、病院経営データとしても活用されていることから、DPCデータの活用の議論は慎重に進めていかなければ、現場が混乱する

恐れがあるとの意見が出されていた。

　一方で、看護師が正確に評価するために努力をし、安定的なデータが収集できているが、項目への該当に関する評価者の判断の違いは少なからずあることから、正確性・現場の負担軽減の観点からDPCデータで収集可能なものがあるとすれば置き換えていくことや具体的内容がわからないなどの回答が多いことから、試行的活用が有効であるとの意見も出されていた。

　日本臨床看護マネジメント学会としては、学会での調査によって明らかになった臨床現場の意見が分科会で示されたことで、臨床で働く看護師の声が一部でも政策を決定する議論の場に届いたことは、看護現場の状況を知ってもらうためのよい契機となったと考えている。

5 分科会における検証・議論を終えて

　分科会における検証・議論から明らかになったのは、「看護必要度」とDPCの判定結果は、定義も性質も異なることから、一致はしないということであった。

　このことから、その該当性を確認することが今回の分析の目的ではなく、診療報酬で考慮すべき「急性期の入院患者」を把握するものとして、一定の合理性があるか、診療報酬の評価に用いる手法として活用可能なものかどうか等を確認することが目的であることが示され、「急性期の入院医療における医療・看護の必要性の高い重症な患者を把握する手法の分析に係る概念図」（図5-5）も後に示された。

　さらに、分科会での検討を踏まえた最終報告書[16]には、2つの評価指標の特性（評価項目概要、更新頻度、評価の内容、測定の頻度、評価の性格など）を整理したうえで急性期入院医療の評価への活用の考え方が示された。これは、入院基本料の施設基準における「基本的な要素」を評価するものとしての活用と、入院基本料のなかに含まれる診療実績に基づく「変動的な要素」を評価するものとしての活用という評価の視点である。

　これらの評価の視点により、適切な評価手法の選択が必要であることや医療の複雑性や多様性を考えると、異なる特徴をもつ2つの手法を適切に組み合わせて評価していくことが、診療報酬の評価を考えるうえで重要であると記されている。また同時に、今回のDPC項目モデルに含まれていない項目で急性期の入院患者に行われているべきと考えられる請求区分を新たに追加して分析することも、今後、進めていくべきと書かれている。

　翻って考えてみると、このような分科会での結論は、2017（平成29）年度分科会で「急性期の入院患者の評価尺度としてどのようなものがふさわしいか」を検証・議論した結果として示されたようにまとめられているが、「看護必要度」の測定・評価方法をめぐる議論のスタートを鑑みると、すでに結論ありきの論点設定であったのであろう。

●今回の分析の目的は、医療・看護の必要性が高い重症な患者であって、一般病棟での受け入れが求められる、診療報酬で考慮すべき、「急性期の入院患者」を、把握する評価手法としての合理性等を確認し、手法の特性に応じた整理するもの。

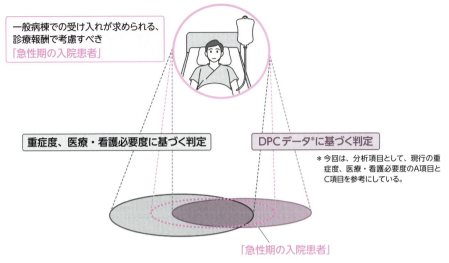

図5-5 急性期の入院医療における医療・看護の必要性の高い重症な患者を把握する手法の分析に係る概念図[16]

6 おわりに

『「重症度、医療・看護必要度」は、臨床現場における医療や看護サービスの一連の行為を評価できるツールであり、人員配置やクリニカルパスやインシデント分析など、人員配置から退院支援まで多岐に渡りマネジメントツールとして役割を担っている』との指摘もあるが[17]、議事録に示され分科会の議論の過程や分析結果は、いみじくも患者評価としての「看護必要度」データが、看護の質を保障するうえで重要なツールであることを改めて示すこととなった。

DPCデータを用いて「看護必要度」の測定をすることが、看護の質を担保したうえで、看護師の負担軽減に繋がるかという当初の問題提起について、臨床看護の立場から言えることは、おそらくDPCデータで「看護必要度」測定をすることにより、むしろ今まで以上にDPCデータおよび診療記録の精度向上に取り組むことが必要になるということである。

また、算定に際して、該当患者割合が3か月後に確定されることから、各施設で事前にデータを把握し、対策を講じることを検討するために、看護師は「看護必要度」の評価を継続することになるであろう。したがって、看護管理者の責務はますます重くなると予想される。

さらに、今回の診療報酬改定によって、実質的には、看護師配置は10対1が基礎となったと考える病院経営者は少なくないであろう。このとき、仮に看護師が「看護必要度」の評価をやめてしまえば、退院支援や急性期病棟からの転棟に際しての適正

な看護師配置などの指標がなくなってしまうことになる。

このような状況下においては、看護配置が十分に確保できるかどうかは看護管理者の資質が問われることになる。そして、何より全国共通の患者評価のためのツールが活用されなくなることで、看護の質の保障が実施されなくなることが危惧される。

先に述べたように、2020（平成32）年度に実施予定の次回診療報酬改定に向けて、「重症度、医療・看護必要度Ⅱ」データの収集をとおして、急性期医療の病態や急性期の医療・看護の実態を表す指標の検討は、引き続き進められていくものと考えられる。

臨床看護に立つ実践者は、よりよい看護を実践するために、医療・看護の質の維持向上のために重要な患者評価である「看護必要度」をどのように進化させるのかを真剣に考え、柔軟に対応していく必要があるであろう。

引用文献

1）中央社会保険医療協議会、入院医療等の調査・評価分科会：入院医療等の調査・評価分科会における検討結果（とりまとめ）、平成27年度第10回・議事録（平成27年10月15日）、http://www.mhlw.go.jp/file/05-Shingikai-12404000-Hokenkyoku-Iryouka/0000101378.pdf
2）市川幾恵：大学病院における看護職員の適正配置と看護必要度について、保健医療科学、62：62～67、2013
3）山田章子、山口（中上）悦子、信田佳克ほか：病院情報システムデータを利用した看護必要度の測定、医療情報学、32（3）：111～112、2012
4）中央社会保険医療協議会、入院医療等の調査・評価分科会：平成29年度第3回・議事録（平成29年6月21日）、http://www.mhlw.go.jp/stf/shingi2/0000172843.html
5）野村陽子：看護必要度と診療報酬―看護料算定への導入について、看護管理、9（1）：76～81、1999
6）首相官邸：統計改革推進会議最終取りまとめ（平成29年5月19日統計改革推進会議決定）
7）中央社会保険医療協議会 入院医療等の調査・評価分科会：平成29年度第6回・議事録（平成29年8月24日）http://www.mhlw.go.jp/stf/shingi2/0000179754.html
8）中央社会保険医療協議会 入院医療等の調査・評価分科会：平成29年度第7回・議事録（平成29年9月6日）http://www.mhlw.go.jp/stf/shingi2/0000172843.html
9）中央社会保険医療協議会 入院医療等の調査・評価分科会：平成29年度第11回・入－1（平成29年11月2日）http://www.mhlw.go.jp/file/05-Shingikai-12404000-Hokenkyoku-Iryouka/0000183192.pdf
10）中央社会保険医療協議会 入院医療等の調査・評価分科会：平成29年度第11回・議事録（平成29年11月2日）http://www.mhlw.go.jp/stf/shingi2/0000190166.html
11）中央社会保険医療協議会 入院医療等の調査・評価分科会：平成29年度第11回・【訂正版】入－1（平成29年11月2日）http://www.mhlw.go.jp/file/05-Shingikai-12404000-Hokenkyoku-Iryouka/0000185560.pdf
12）中央社会保険医療協議会 入院医療等の調査・評価分科会：平成29年度第12回・議事録（平成29年11月9日）http://www.mhlw.go.jp/stf/shingi2/0000190167.html
13）全日本病院協会・日本病院会：重症度、医療・看護必要度に関する緊急アンケート（平成29年11月7日）
14）臨床看護マネジメント学会：看護必要度に関する研修会で実施した受講生アンケート調査の分析結果 中間速報値、日本臨床看護マネジメント学会（平成29年11月9日）
15）山内康弘、大夛賀政昭、東野定律、筒井孝子：ケアの質を高める記録の整備－様式化されたデータの考え方、福祉情報研究、6：3～12、2010
16）中央社会保険医療協議会 入院医療等の調査・評価分科会：入院医療等の調査・評価分科会における検討結果報告（案）、【別添】急性期の入院医療の評価手法に関する分析（平成29年11月9日）、http://www.mhlw.go.jp/file/05-Shingikai-12404000-Hokenkyoku-Iryouka/0000184055.pdf
17）箕浦洋子：重症度、医療・看護必要度から考える医療の質保証、週刊社会保障、71（2951）：48～53、2017

2 「重症度、医療・看護必要度Ⅱ」におけるDPCデータの活用と問題

1 はじめに

　急性期一般入院料等の施設基準に導入されている「重症度、医療・看護必要度」（以下、「看護必要度」）は、急性期の入院医療における患者の状態に応じた医療および看護の提供量の必要性を適切に反映するための指標として開発され、より医療ニーズや手厚い看護の必要性が高い患者の状態や医療処置、看護の提供量などに着目した評価指標となっている。

　測定は評価研修を受けた看護師などが、入院患者ごとに各評価項目を用いて病棟において毎日評価することになっているが、評価者研修をはじめ、日々の評価業務が負担となっていることが指摘されている。

　こうした経緯もあり、2018（平成30年）度診療報酬改定では、「看護必要度」について、項目の定義と判定基準の一部見直しが行われるとともに、従来の、看護師等が日々評価する「看護必要度」は「重症度、医療・看護必要度Ⅰ」（以下、「看護必要度Ⅰ」）に改称され、それとは別に、評価者の負担軽減を目的として診療実績データである診療報酬行為明細情報（EFファイル）を用いた「重症度、医療・看護必要度Ⅱ」（以下、「看護必要度Ⅱ」）が新設され選択可能となった。

　このような患者状態の評価指標である「看護必要度Ⅰ」と診療報酬行為明細情報を活用した「看護必要度Ⅱ」という、元々、目的や用途の違う2種類の評価方法の採用に問題はないのであろうか。自院のデータ分析をもとに、考察を加えて報告する。

2 「看護必要度」の問題点

1 「看護必要度Ⅰ」の問題点

　いわゆる「看護必要度Ⅰ」は評価研修を受けた看護師などが、入院患者ごとに各評価項目を用いて病棟において毎日評価を行い、結果をコンピューターに登録することで、「看護必要度Ⅰ（Hファイル）」が作成される。評価者の研修や日々の評価は、負担になっているとの意見もあり、中央社会保険医療協議会でも検討すべき課題となったが、これ以外にも、評価者スキルによる精度誤差の問題がある。

　図5-6は精度の考え方をベン図にしたものである。Aを「看護必要度Ⅰ」の真の値、Bを実際の評価とすると、正しい評価がされていれば、A＝Bとなり、円はすべて重

なるが、実際は多少ズレを生じる場合がある。正しい評価はAとBが重なった部分A∩Bとなり、評価漏れはA−Bの部分で、過剰評価はB−Aの部分である。いずれも、評価の留意点などの理解不足が多く、記録が「ない」、あるいは推測で「あり」と判断してしまうような初歩的ミスから、**表5-5**に示すようなものまでミスが生じる原因

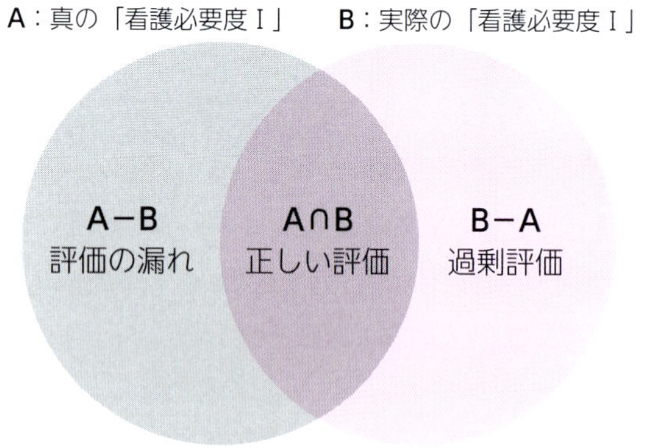

A：真の「看護必要度I」　　B：実際の「看護必要度I」

A−B
評価の漏れ

A∩B
正しい評価

B−A
過剰評価

図5-6　「看護必要度I」の精度

表5-5　「看護必要度I」評価の理解度不足による間違いやすい事例

項　目		間違いやすい事例	誤　差
A1	創傷処置 （褥瘡の処置除く）	・褥瘡の処置をカウントしてしまう ・ガーゼ、フィルム材等の創傷被覆材の交換等を伴わない観察のみの行為をカウントしてしまう	過剰評価
A2	呼吸ケア （喀痰吸引のみの場合を除く）	・喀痰吸引のみの場合でもカウントしてしまう ・人工呼吸器の使用に関する医師の指示がないのにカウントしてしまう	過剰評価
A3	点滴ライン同時3本以上管理	・ラインの数え方、留意点を把握せず余分にカウントしてしまう	過剰評価
A6	輸血や血液製剤の管理	・腹膜透析や血液透析をカウントしてしまう	過剰評価
A7②	専門的な治療・処置 ②抗悪性腫瘍の内服の管理	・長期投薬かどうかの把握ができずに、漏れ（過少評価）の可能性有り ・持参薬の把握ができずに、漏れ（過少評価）の可能性有り ・免疫抑制剤の把握ができずに、漏れ（過少評価）の可能性有り	漏れ
A7④	専門的な治療・処置 ④麻薬の内服・貼付・座薬の管理		
A7⑥	専門的な治療・処置 ⑥免疫抑制剤の管理		
A7⑦	昇圧剤の使用（注射剤のみ）	・目的外使用の場合は評価できないが、ルールを知らなくてカウントしている場合がある	過剰評価
A7⑧	抗不整脈剤の使用（注射剤のみ）		
A7⑨	抗血栓塞栓薬の持続点滴の使用		
A7⑩	ドレナージの管理	・当日6時間以上留置した場合にカウントする。連続して6時間以上留置していても、日をまたいでいた場合に、24時で区切ると1日当たり6時間を満たしていないのにカウントしてしまう	過剰評価
A7⑪	無菌室での治療	・無菌治療室で6時間以上行った場合カウントできるが、たとえば、入室が午後7時で退室が午前5時の場合、合計10時間滞在しているが、それぞれの日で6時間以上とならないのにカウントしてしまう	過剰評価
A8	救急搬送後の入院	・外来受診後に手術室に入室後、日付をまたいだ翌日に病棟に入棟した場合は、手術室入室日に入院料を算定していれば、その日と翌日の入棟日の2日間を「あり」と評価できるのに手術室入室日分が漏れる	漏れ
C19	骨の手術	・軟膏もあり、管理ができにくい ・骨掻爬は評価対象外であるが、評価する可能性有り	過剰評価
その他	短期滞在手術等基本料	・ルールを知らずに評価する可能性有り	過剰評価
	15歳未満	・まれに、年齢確認せずに評価しているケース有り	過剰評価
		・誕生日がきて、15歳となったのに気づかず漏れとなった	漏れ
	評価対象場所	・原則当該病棟が対象場所となる	過剰評価

176

表5-6 「看護必要度Ⅰ」と「看護必要度Ⅱ」の評価方法

項　目	重症度、医療・看護必要度Ⅰ	重症度、医療・看護必要度Ⅱ
A項目モニタリング及び処置等	看護師等の評価	診療実績データ活用
B項目患者の状況等	看護師等の評価	看護師等の評価
C項目手術等の医学的状況	看護師等の評価	診療実績データ活用

は多様である。評価精度を上げるには、①評価者研修を定期的に実施する、②理解度チェックテストを行い成績の低い評価者は再教育を行う、③内部監査を実施する、などの取り組みが有効であると考える。

2 「看護必要度Ⅱ」の問題点

2018（平成30年）度診療報酬改定により、医療機関が一定の要件を満たす場合には、該当患者割合の判定について、評価者の負担が少ないとされる診療実績データを用いた「看護必要度Ⅱ」が選択可能となった。

表5-6で示すように、「看護必要度Ⅰ」では、看護師などが日々、A項目モニタリング及び処置等、B項目患者の状況等、C項目手術等の医学的状況の評価を行うのに対し、「看護必要度Ⅱ」ではB項目患者の状況などのみで、A項目モニタリング及び処置等とC項目手術等の医学的状況は、診療実績データ（EFファイル）から得られることから評価者の負担軽減になると言われている。

実際に、「看護必要度Ⅱ」を用いる場合の処理フローとしては、レセプト電算処理システム用コード一覧と自院の診療実績データ（EFファイル）と突合を行い、該当すれば、A項目やC項目の点数として計算される。「看護必要度Ⅱ」は単純なレセプト電算処理システム用コード一覧と診療実績データの突合処理であることから、精度が高そうに感じるかも知れないが、注意すべき点がある。

たとえば、A項目モニタリング及び処置等①の創傷処置（褥瘡の処置除く）は、診療報酬請求上のルールでは、J000創傷処置の「100cm²未満（45点）は入院中の患者以外の患者及び手術の患者（術後14日まで）についてのみ算定する」となっており、入院患者の診療報酬は0点となることから医事請求データとして登録されないことが多く、診療実績データに存在しないことからA項目の算定漏れになる可能性が高い。

また、レセプト電算処理システム用コードに該当する手術が実施されてから所定の日数の間はC項目に該当するが、月またがりのデータが存在する場合があるので、「看護必要度ⅠとⅡ」の対象期間は直近3か月の平均とあるが、さらに1か月前の診療実績ファイルも必要となる。

3 疑義解釈の理解不足による問題点

「看護必要度」の評価の手引きを理解したとしても、正しい評価ができていない、あるいは、間違っていることすら気づかないような事例がある。多くは疑義解釈に該当するような希少事例である。

たとえば、「Ａ7⑪無菌治療室の治療」では、無菌治療室で6時間以上行った場合に評価するとあるが、0時から24時の間で6時間以上必要なので、入室が19時で退室が午前5時の場合は、連続で10時間となるが、日またがりなので、それぞれの日でみると6時間に満たないことから両日とも0点となる。このように、評価者として知っておくべき疑義解釈について、2016（平成28）年度診療報酬改定の「看護必要度」に関係する主な疑義解釈を表5-7と平成30年度診療報酬改定に関係する主な疑義解釈を表5-8にまとめてみたが、数も多く評価者が把握しているかは疑問である。

表5-7　疑義解釈（1）

No	評価項目等	重症度、医療・看護必要度の疑義解釈（平成28年3月～29年7月）	疑義解釈資料	
1	看護職員による評価項目	・Ａ項目モニタリング及び処置等、Ｂ項目患者の状況等、Ｃ項目手術等医学的状況	全　般	
2	看護職員以外の評価	・評価の手引きで「看護職員等」と示されている項目が可能	その1	問1
2	看護職員以外の評価	・各職種の業務範囲の項目で院内研修を受けた上で評価者として評価場合	その1	問1
3	事務職員や看護補助者	・評価はできない。転記や入力することは可能	その1	問1
4	対象病棟での評価	・90日を超えて入院し、療養病棟入院基本料1の例により算定する場合でも対象となる	その8	問2
5	再入院	・一旦退院し再度入院した場合（入院期間が通算される再入院を含む）は、評価対象となる	その4	問1
6	該当項目の得点計上	・Ａ項目3点以上、Ｃ項目1点以上該当しており、基準を満たしている場合、該当する項目の得点は全て計上する	その8	問3
7	A7①抗悪性腫瘍剤の使用	・肝動脈化学塞栓術（ＴＡＣＥ）など、抗悪性腫瘍剤を併用して塞栓は含まれない	その7	問1
8	A7⑪無菌治療室の治療	・治療開始時刻は入室時刻とする	その1	問2
8	A7⑪無菌治療室の治療	・0時から24時の間で6時間以上必要。入室が19時の場合×。退室が午前5時なら×	その1	問2
8	A7⑪無菌治療室の治療	・多床室でパーテーションなど個室に準ずる状態で、室内の空気清浄度等の基準を満たせば対象とする	その5	問1
9	A8救急搬送後の入院	・転院搬送の場合は、緊急時の転院搬送のみ対象となる	その2	問2
10	C手術等医学的状況	・開始時刻及び終了時刻が0時をまたぐ場合、手術が終了した日を手術当日として評価する	その1	問2
10	C手術等医学的状況	・予定手術として二期的に手術を行う場合は、それぞれの手術が評価の対象となる	その1	問4
10	C手術等医学的状況	・同一疾患に起因した一連の再治療が一回の入院中に行われる場合は、初回の治療のみ評価の対象となる	その1	問4
10	C手術等医学的状況	・腹壁を切開しない方法で腹腔・骨盤腔又は後腹膜腔の臓器に達する手術は、対象とならない	その1	問5
10	C手術等医学的状況	・最初の手術の評価期間と次の手術の評価期間が重なった日のＣ項目の合計得点は2点としてよい	その8	問4
11	C22①経皮的血管内治療の選択的血管塞栓による止血術	・肝動脈化学塞栓術（ＴＡＣＥ）など、抗悪性腫瘍剤を併用した塞栓は含まれる	その7	問1
12	歯科の手術	・歯科点数表における「頭頸部の骨の切除・移植を要する手術」を実施した場合も含まれる	その10	問1

※筆者により疑義解釈の表現を一部変更している。

表5-8 疑義解釈（2）

No	評価項目等	重症度、医療・看護必要度の疑義解釈（平成30年3月～4月）	疑義解釈資料
1	看護必要度ⅡA項目	・A項目の評価を行う場合、手術や麻酔中に用いた薬剤も評価の対象となる	その1　問29
2	「A3 点滴ライン同時3本以上の管理」と「A6 輸血や血液製剤の管理」	・「A3 点滴ライン同時3本以上の管理」と「A6 輸血や血液製剤の管理」で共通するレセ電コードが入力されている場合、それぞれの項目で評価の対象としてよい	その1　問30
3	看護必要度ⅡA項目	・内服薬のレセ電コードが入力されていない日で、当該コードに該当する内服を指示している場合は評価の対象としない	その1　問31
4	看護必要度ⅡC項目	・C項目の評価を行う場合、手術等のレセ電コードが入力されていない日でも所定の日数の間は対象とする	その1　問33
5	短期滞在手術等基本料2または3	・平均在院日数の計算及び一般病棟用の重症度、医療・看護必要度の評価の対象から「DPC対象病院において短期滞在手術等基本料2又は3の対象となる手術、検査又は放射線治療を行った患者（入院した日から起算して5日までに退院した患者に限る）」は除外される ・短期滞在手術等基本料3の対象となる手術を実施して入院から4日目に退院した患者であって、当該期間中に短期滞在手術等基本料3の対象となる手術を複数実施した場合除外されない	その1　問34
6	看護必要度の基準の算出	・看護必要度の基準の算出は、「直近3月において入院している全ての患者」が対象 ・平成30年4月から入院料等の変更を行う場合は、平成30年度改定後の基準で対象患者は1～3月となる ・平成30年6月から入院料等の変更を行う場合は、平成30年度改定後の基準で対象患者は3～5月となる	その1　問35
7	レセプト電算処理システム用コード	・平成30年1～3月は、平成30年2月7日の中央社会保健医療協議会総会（第389回）の総－1参考2「入院医療（その11）で診療実績データを用いた判定の集計に用いたマスタ」を用いる。 ・平成30年4月以降は、3月5日に公開されたレセプト電算処理システム用コード一覧を用いる	その1　問36
8	医療保険給付の対象外	・自費の患者や労働災害保険の給付を受ける患者などの医療保険の給付の対象外の患者は、対象としなくてよい	その1　問38
9	Ⅰ及びⅡの基準を満たす患者割合	・看護必要度Ⅱを用いる場合、「Ⅰ及びⅡの基準を満たす患者の割合について、それぞれ基準を満たした上で、Ⅱの基準を満たす患者の割合からⅠの基準を満たす患者の割合を差し引いた値が0.04を超えないこと」とあるが、値がマイナスの場合でもよい	その1　問39
10	看護必要度ⅡからⅠに切り替え	・看護必要度ⅡからⅠに切り替える場合、Ⅰの基準を届け出前3か月において満たしていればよい	その1　問40
11	看護必要度Ⅰ及びⅡ算出期間	・看護必要度ⅠおよびⅡについては、改定により届出前1月ごとに算出するのではなく、毎月、直近3か月ごとに算出する	その1　問41
12	病床群と看護必要度Ⅰ・Ⅱ	・急性期一般入院料1と地域包括ケア病棟入院料1を届け出る場合など、ⅠとⅡ別々に用いて差し支えない	その1　問42
13	看護必要度Ⅰの評価	・看護必要度Ⅰの評価においては、従来どおり「評価の手引き」の定義を踏まえ、評価する方法でよい	その1　問43
14	日跨ぎ手術の起算日	・「17 開腹手術」の患者が4月1日をまたいで入院する場合、4月1日以降に開腹手術を受けた患者から「4日」とする	その1　問44
15	A3 点滴同時3本以上の管理	・A3 点滴同時3本以上の管理等の点滴使用の場合の項目において、「持続的に点滴する場合」）24時間より短い時間で行う持続点滴も対象となる	その1　問45
16	評価者院内研修	・地域包括ケア病棟入院料の注7の看護職員夜間配置加算の届出において、一般病棟用の重症度、医療・看護必要度のB項目の一部を用いるが、当該項目に係る院内研修は必要ない	その1　問47
17	短期滞在手術等基本料の算定日数超え	・短期滞在手術等基本料の算定日数を超えて入院し、急性期一般入院基本料を算定する場合、当該患者を対象とする場合は、急性期一般入院基本料を算定する日からでよい	その1　問48

※筆者により疑義解釈の表現を一部変更している。「レセプト電算処理システム用コード」は「レセ電コード」と短名表記している。

3 看護必要度支援ソフトの問題点

　評価者の負担軽減のために、「看護必要度Ⅱ」が選択できるようになったが、診療実績ファイルから効率よく算定するためには、看護必要度支援ソフトの導入は必須となるであろう。そのため、システム導入という費用負担や新たな業務負担が発生する。もちろん自己開発による対応も可能であるが、その場合は「看護必要度Ⅱ」に使用するHファイルやEFファイルのペイロード種別、データエレメントなどを理解して、正確な計算が行えるように設計しなければならない。それにはデータベースの知識やプログラミングのスキルが求められる。

　たとえば「C項目18の開腹手術」なら4日間1点カウントできるが、手術日が月末で月をまたぐ場合は、実施日のEFファイルからデータの型を日付に変換して計算するといった処理が必要となる。

　他にも留意すべきポイントがある。入院料等の変更を行う場合に4月届出であれば、直近3か月の1月から3月までの看護必要度Ⅱで使用するレセプト電算処理システム用コードは、2018（平成30）年2月7日の中央社会保健医療協議会総会（第389回）の総－1参考2「入院医療（その11）で診療実績データを用いた判定の集計に用いたマスタ」を用いることになるが、直近3か月の期間に、2018（平成30）年4月以降が対象となる場合は、「3月5日に公開されたレセプト電算処理システム用コード」を用いることになる。

　さらに、市販の分析ソフトや自己開発ソフトから、正しい結果が得られるとはかぎらない。同じデータを用いてベンチマークできればよいが、そのような機会や環境は、ほとんどないというのが現実であろう。診療報酬の影響度が大きい急性期一般入院料1から4の「看護必要度Ⅱ」のカットオフ値は25%、24%、23%、22%とわずか1%の差である。ちょっとしたカウントミスにより、ランクが下がることになる。その意味では、全国標準版仕様の「看護必要度」分析支援ソフトの提供があればよかったのではないかと思われる。予算や期間などの諸事情により不可能であったなら、せめて算定ルールの仕様書の公開があれば、「看護必要度」支援ソフト開発ベンダーや各医療機関の担当者の共通認識が深まり、精度向上に結び付くのではないであろうか。

4 「看護必要度Ⅱ」施設基準変更の影響

　今回の診療報酬改定で、見逃しそうなルール変更でありながら、「看護必要度」を維持するうえで、影響度が大きいのではと感じた施設基準の変更を報告しておきたい。それは、「看護必要度」割合の評価期間と届出受理後の措置の見直しである。改定前の「看護必要度」の基準を満たす患者割合の対象期間は直近1か月間前の平均値であ

表5 - 9　「看護必要度」施設基準変更の影響　　　　　　　　　　　　　　　　　　　　　　　　　○：算定要件を満たしている

急性期一般入院料1	基準	4月	5月	6月	7月	8月	説明
〈事例A〉1割未満の低下	実績	27.6	25.0	22.5	22.5	25.0	6月と7月に1割以内の低下
①改定前看護必要度	25%	○	○	○	○	○	1割未満の変動なので「○」
②改定後看護必要度Ⅱ	25%	○	○	○	○	変更届	直近3か月の平均で25%以下なので「×」
〈事例B〉1割以上の低下	実績	27.6	25.0	22.4	27.6	25.0	6月に1割以上の低下
①改定前看護必要度	25%	○	○	○	変更届	○	7月に変更届
②改定後看護必要度Ⅱ	25%	○	○	○	○	○	直近3か月の平均で25%以上なので「○」

ったが、改定後は直近3か月間前の平均値に変更された。あわせて、届出受理後の措置である「暦月で3か月を超えない期間の1割以内の一時的な変動」は適用とならないため、3か月の平均値が該当基準を下回る場合はただちに変更の届け出が必要となった。

　表5 - 9は、急性期入院基本料1を想定したものである。（事例A）1割未満の低下は6月と7月の2か月連続発生しているが、改定前ルールでは1割未満の変更は3か月を超えていなければ変更届は不要だったのに対し、改定後の「看護必要度Ⅱ」のルールでは、直近3か月の平均が25%を下回った7月の翌月、つまり8月に変更届が必要となった。これは、改定後ルールで「暦月で3か月を超えない期間の1割以内の一時的な変動なら届出の必要なし」が廃止されたことによるもので、厳しいルールと言える。

　一方、（事例B）1割以上の低下が表5 - 9のような数値となる場合は、改定前ルールでは6月に1割以上の低下があるので、翌月7月に変更届が必要だったのに対し、改定後の「看護必要度Ⅱ」のルールでは、直近3か月の平均が25%を下回らないので変更届が不要となる。このようなケースも発生することを踏まえ、施設基準の改定後ルールを十分理解しておかねばならないことを意味する。

5 改定前の看護必要度実績データによる「看護必要度Ⅰ・Ⅱ」のシミュレーション

　当院（姫路聖マリア病院）は、改定前は7対1入院基本料であったので、改定後は急性期一般入院料1の届出を検討している。そのためには、急性期一般入院料1の「看護必要度ⅠまたはⅡ」の基準を満たす必要があることから、改定前の「看護必要度」が改定後ルールでどの程度の数値になるのかシミュレーションを行うことにした。

　方法は、当院の2017年10月から2018年3月までの改定前の「看護必要度」実績データを用いて、改定後ルールで「看護必要度ⅠとⅡ」のシミュレーションを行った。結果は、表5 -10に示すように、改定前は7対1入院基本料なので看護必要度は25%以上必要となるが、改定前実績データは28.15%～32.39%と若干余裕のある数値であった。改定後ルールでシミュレーションした結果では、「看護必要度Ⅰ」は、改定前

表5-10 「看護必要度」シミュレーション

看護必要度	改定前実績	改定後ルールによるシミュレーション				
判定方法	①一般病棟看護必要度	②一般病棟看護必要度Ⅰ	②-①	③一般病棟看護必要度Ⅱ	③-①
使用ファイル	Hファイル	Hファイル		EFファイル	
必要度基準	25%	30%	5.00	25%	0.00
2017年10月	32.39	36.78	4.39	33.57	1.18
2017年12月	28.15	32.64	3.49	30.61	2.46
2017年12月	31.90	34.29	2.39	31.56	-0.34
2018年 1月	29.64	33.47	3.83	31.37	1.73
2018年 2月	28.84	33.59	4.75	32.24	3.40
2018年 3月	29.89	35.19	5.30	31.62	1.73

と比較すると＋2.39％から＋5.30％で、「看護必要度Ⅱ」は2017年12月のみ－0.34％、他の月は＋1.18％から＋3.40％であった。急性期一般入院料1における「看護必要度Ⅰ」の基準は30％で、改定前の7対1入院基本料の25％から5％アップしているが、シミュレーションの結果からは、5％を超えているのは2018年3月のみで他はそれよりも低い結果であった。一方、「看護必要度Ⅱ」の基準は25％と改定前と同じでありながら、2017年12月のみマイナスとなったが、それ以外はプラス傾向であった。

これらの結果から、単に「看護必要度」の数値結果の余裕度から判断すれば、「看護必要度Ⅱ」を選択するのが有利と考えられる。しかし、患者の重症度構成割合や「看護必要度ⅠとⅡ」の評価方法の相違により、月別データには月ごとにバラツキがみられることから、慎重を期するなら今後も毎月「看護必要度」の基準を満たしているのかをモニターしていく必要があると感じている。これらの結果は、あくまでも当院の患者構成で得られた結果ではあるが、おそらく多くの病院で、両方の評価をしていく必要があるのではないかと予想する。

6 考察

1 看護必要度Ⅱが選択できるようになり負担軽減となったか

「看護必要度Ⅱ」を選択した医療機関では、B項目患者の状況等を看護師が日々評価を行うが、A項目モニタリング及び処置等とC項目手術等の医学的状況は診療実績データであるEFファイルから得られるので負担軽減になると言われている。

しかし、本当に負担軽減となるであろうか。筆者は懐疑的な見方をしている。なぜなら、「看護必要度Ⅰ」と「看護必要度Ⅱ」いずれの基準も、直近3か月において入院しているすべての患者を対象とした平均値であることから、最短でも3か月分、自院の現状を把握したうえで、どちらが有利なのか検討を行い届出されると思われる。移行期間中は要件を満たしたものとして扱われるが、届出までの期間が長引けばその期間中も「看護必要度Ⅰ」と「看護必要度Ⅱ」の両方について評価が継続されるであろ

う。

　一方、評価者の負担軽減の恩恵を受ける医療機関は限られるのではないだろうか。少なくとも「看護必要度Ⅱ」が余裕をもってクリアできていて、「看護必要度Ⅰ」による患者状態などのデータ活用の必要性がないと判断される医療機関が想定されるが、いったいどれくらいあるであろうか。

　結局は、改定前と同様に「看護必要度Ⅰ」の評価が行われ評価者の負担は続き、「看護必要度Ⅱ」の評価のために、診療行為データを扱う事務系職員の負担が新たに増えるということにならないであろうか。

2 「看護必要度」の負担軽減に診療実績データの活用はよき選択であったか

　中央社会保健医療協議会の下部組織である「入院医療等の調査・評価分科会」を中心に検討された診療実績を活用した「看護必要度Ⅱ」という判定方法は現時点でベストの方法だと考える。

　仮定の話で恐縮であるが、改定前の「看護必要度」以外に評価者の負担軽減となる評価方法を考えろと言われたら、筆者もおそらく診療実績データであるDPCのEFファイルの活用を第一候補にあげることになるであろう。なぜなら、データ提出加算を義務づけられた医療機関ではEFファイルの作成は容易であること。また、「看護必要度（Hファイル）」との相関関係の高いA項目とC項目を抱合しており、診療報酬データという意味ではきちんと記録があってデータの真正性が高く、トレーサビリティが担保されている良質なデータだからである。

　「入院医療等の調査・評価分科会」では、「看護必要度Ⅱ」の感度、特異度、ファイ係数の分析を行い、利用可能なA項目とC項目の突合用マスタも提供されており、「看護必要度Ⅱ」の導入がスムーズに行えるよう取り組まれていると感じる。ただ、医療機関の現場では、今回の診療実績データの活用はよき選択であったかと言えば、否定的に捉えている方が多いのではないかと思われる。

　急性期の入院医療における患者の状態に応じた医療および看護の提供量の必要性を適切に反映するための指標として考案された「看護必要度Ⅰ」と、診療報酬行為明細情報である「看護必要度Ⅱ」のデータは利用目的やデータ構成も違うことから、「看護必要度」の評価に診療実績データを代用するには、いささか無理を感じる。「看護必要度Ⅱ」だけを評価するにしても、看護必要度支援ソフトの導入が必要であるし、看護師などの負担は軽減されるかも知れないが、突合作業を担う担当者の業務負担が発生する点は気になるところである。現場側としては、「看護必要度ⅠとⅡ」のどちらかを選択するというより、どちらも評価しなければならなくなったという印象である。

3 「看護必要度Ⅰ」と「看護必要度Ⅱ」ならどちらの判定方法を選択するか

　「看護必要度Ⅱ」の場合は診療実績データ（診療行為明細情報：EFファイル）を使用しており、通常はレセプトデータの修正などがなくなる頃を見計らった月締めのタイミングでデータ集計処理を行うことから、「看護必要度Ⅱ」がどの程度かを常時正確

に把握できないといった欠点がある。

　一方、「看護必要度Ⅰ」の場合は日々の評価なので、月途中での「看護必要度」の確認が容易であり、「看護必要度Ⅰ」の基準が満たせない状況が予想された場合に、ベッドコントロールなどの対策は実施しやすいのではないかと考える。

　「看護必要度Ⅰ」と「看護必要度Ⅱ」ならどちらの判定方法を選択するのか？ということであれば、当院の場合は、後者のメリットを活かし、まずは「看護必要度Ⅰ」でスタートし、「看護必要度ⅠとⅡ」の両方を評価しながらの運用を行う方向で検討している。

7 まとめ

　今回の診療報酬改定により「看護必要度ⅠとⅡ」の判定方法が選択可能となったが、筆者の勤める医療機関では、移行期間も届出後においても「看護必要度ⅠとⅡ」の両方評価を続けることから、評価者の負担軽減とはならない。

　また、「看護必要度ⅠとⅡ」の基準は適正であったかといえば、当院のシミュレーションでは、「看護必要度Ⅰ」はやや厳しく、「看護必要度Ⅱ」はおおむね増加傾向なので有利という結果となった。他の医療機関でも同じような傾向であるとすれば、急性期入院基本料1はあまり減少せず、急性期入院基本料2または急性期入院基本料3の届出は少ないと予想している。

　筆者のようなDPC導入の影響評価に係る調査に基づいて、「看護必要度（Hファイル）」や診療明細行為ファイル（EFファイル）などのデータ提出作業に携わっている者からすれば、課題解決にもっと時間をかけて検討してほしかった。そういう意味では、やや拙速ではなかったかと感じている。「看護必要度」は急性期一般入院料などのランクに影響するもので診療報酬では大きな部分を占めていることから多くの関心を集めており、次回の改定時には医療現場が混乱しないような方法を提案していただきたい。

参考文献
1）平成28年度診療報酬改定について、疑義解釈、http://www.mhlw.go.jp/stf/seisakunitsuite/bunya/0000106421.html、2018年4月12日アクセス
2）平成30年度診療報酬改定について、疑義解釈、http://www.mhlw.go.jp/stf/eisakunitsuite/bunya/0000188411.html、2018年4月13日アクセス
3）中央社会保険医療協議会（中央社会保険医療協議会総会）、http://www.mhlw.go.jp/stf/shingi/shingi-chuo.html?tid=128154、2018年4月13日アクセス
4）平成30年度「DPC導入の影響評価に係る調査」実施説明資料、http://www.prrism.com/dpc/setumei_20180406.pdf、2018年4月13日アクセス

3 医療機関に求められる新たなマネジメント

1 人口動態の変化に伴って求められるサービス提供システムのイノベーション

　2018年は多くの施策の見直しが行なわれたものの、従来の「施設から在宅へ、地域へ」という施策の基本的な方向性には変わりはない。ただし、改定や改革の推進が改めて強調されているのは、これまでに示されてきた目標に対する成果が不十分との認識があるものと解釈すべきであろう。

　したがって、今回の改定や施策の実施は、より一層の抜本的な改革が必要とのメッセージであり、この実現のための現場のイノベーションが強く求められていると考えられる。それでは医療、介護、福祉のサービス提供システムに共通して求められるイノベーションとは何だろうか。

2 医療機関の入院基本料と人員配置の選択に求められるマネジメント

　今回の診療報酬改定で、「急性期一般入院料1」の基準は30％となった。だが、従来の「看護必要度」の評価を満たしている病院の多くは、この基準をクリアすることには何ら問題はないとの見方が一般的である。とりわけ、救急医療に取り組み、高齢者、なかでも認知症の患者を受け入れている病院は、現状よりも「看護必要度」の基準を満たすことは容易となった。比較的、若年の予定入院患者が多いとされる特定機能病院などは、認知症やせん妄などの患者は少ないことが、「看護必要度」の基準が28％と低く設定されているため、これらの病院においても基準を満たすことは難しいことではないといわれている。

　一方、新たな方向性が示されたといえる報酬といえば、入退院支援の実施に対するインセンティブといえる。慢性疾患患者が増えていることを鑑みれば、入院前後の切れ目ない支援を志向する入退院支援は、すべての病院で積極的に取り組むべき内容といえる。

　入院時支援の実施に対する加算は200点であり、点数そのものは決して高いとはいえない。しかしながら、病院は、かぎられた資源で効率的にサービス提供を行なうためには、治療が必要なくなった患者が滞留しないようなマネジメントを実施しなければならない。

　たとえば、予定手術の術前患者が退院困難と想定された場合には、積極的に入退院

支援の取り組みをしなければならないし、高齢者の場合であれば、地域のケアマネジャーをはじめとする介護事業所などとの連携を入院前から強化しておく必要がある。

こうした入退院支援を実施していくためには、院内のフローや患者情報を多職種で共有するためのツールが必要となることは、すでに第4部で述べてきた。

また、「急性期一般入院料1」に求められる重症患者の基準値は引き上げられたが、診療報酬単価点数自体が上がったわけではない。つまり、重症患者の基準値が1段階低い「急性期一般入院料2」を選択したうえで、旧来、求められていいた7対1の看護人員配置よりも少ない配置としないかぎり、財務的な業績には変化はない。

仮に、現行の7対1から人員削減をした場合は、救急患者や重症患者、認知症を併発しているような患者の受け入れができなくなる可能性が高くなることから、急性期病院として生き残ることは難しくなる。

このようなことから考えると、目先の診療報酬改定の動向ではなく、地域における自院の立ち位置を踏まえて、どのような入院基本料を選択するのか、人員配置は、どのように設定すべきかについて慎重に戦略を考えねばならなくなっている。

さらに、第2部の2で触れたように、2018（平成30）年度の診療報酬改定で導入された「重症度、医療・看護必要度Ⅱ」の実績評価をしていくためには、医事課によるデータ入手の精度を大きく向上させ、看護部とのより一層の連携を強める必要がある。このためには病院内の情報に関するマネジメントシステムを機能させるガバナンスが必要となる。

そして、この前提となるのは、本書第2部、第3部で詳しく述べてきた、看護師の患者の状態を評価する「看護必要度」の精度の高さということになる。この評価の精度を高めておかないかぎり、自院の地域でのポジショニングを見誤ることになる。

この精度を高める鍵となるのは、多職種・多部署間の連携強化となる。つまり、医療、介護、福祉のサービス提供システムに共通して求められるイノベーションとは、病院内の情報に関するマネジメントと自院の地域でのポジショニングを見定めたうえでの地域における多機関間の連携強化といえる。

3 入院医療機関に今後求められる サービスマネジメント

これまで述べたように、入院医療機関に今後、求められるのは、多職種の協働によって病院内のみらず地域の関係機関・関係職種を巻き込んだ入退院マネジメントとなる。

このマネジメントを円滑に実施するためには、「看護必要度」をはじめとする患者評価の情報共有のしくみを多職種間でどのようにつくるかといったことや、これに伴う、各専門職によるサービスをいかに統合するかが課題となる。

これを言い換えるなら、医療の急性期・慢性期やリハビリ、生活支援、疾病予防・

介護予防、緩和ケアといった一連のケアニーズにあわせたサービス提供を本人のライフスタイルや経済状態、要望もふまえつつ、適時的（タイムリー）に提供するという困難なサービスマネジメントを実現させねばならないということになる。

図5-7では、自宅で高齢者が、なんらかの疾病を発症して、急性期病床に入院する、このあと高齢者は自宅に退院せず、回復期病院（病棟）へ転院し、ここでのリハビリテーションを経て、在宅に戻るというパターンが示されている。これは、高齢者の場合、急性期から自宅に戻ることは、当該高齢者のADLやIADLの低下から、極めて困難であるという臨床知見によるものであろう。

しかし、地域に暮らす高齢患者の視点からは、今後、保障されるべき継続的な支援体制とは、短い急性期病院の入院期間を経て、自宅へ退院し、自宅でのリハビリテーションを受けることができるものとなるだろう。すでに、サービス付き高齢者向け住宅や有料老人ホームなど高齢者の住まいにおける多くの入居者は、従来であれば、医療・介護療養病床の対象になっていたような高い医療ニーズをもった方も少なくない。これらの住まいにおいては、実は、現段階で、すでに医療的な対応が求められるようになっており、こういった住まいのあり様の一部が、おそらくは介護医療院となる。

いずれにしても地域の診療所などの退院患者の受け入れ側としては、病院からの紹介患者を確保したいし、病院としても、在宅復帰率を高めていく必要があるため、在宅で医療ニーズの高い患者（利用者）を受け入れてくれる医療や介護系機関が求めら

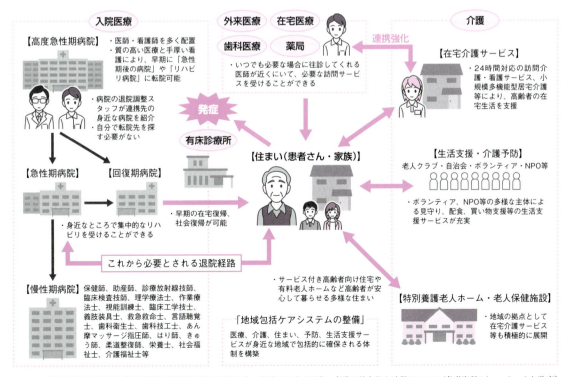

〔第1回医療介護総合確保促進会議（平成26年7月25日）：地域における医療・介護の総合的な確保について（参考資料1）、p.8、より改変〕

図5-7　医療・介護サービスの提供体制改革後の姿（サービス提供体制から）

れることになる。

　現状では、在宅で受け入れる医療や介護保険関連施設などのスタッフは、潤沢ではないが、それでも退院してくる患者を受け入れざるをえない状況に陥っている。このため、介護保険施設であっても、医療面でサポートできる在宅医や訪問看護の存在が大きくなっている。

　すでに、こうした状況を予測し、わが国では2010年から疾患や機能の低下を抱えながら、それらとうまく付き合うことで、生活の質を保ちながら自宅で生涯暮らせるような地域づくり（地域包括ケアシステム）が構築されてきた。

　このシステムのマネジメントに求められているのは、地域別に人材、財源といった資源を確保したうえで、その地域の住民の状況や専門職の文化や習慣にあったかたちでサービスの調整、計画作成などまでを調整することである。

　このため、地域の多様な医療機関や看護師をはじめとする保健医療福祉領域の各専門職らを含めて、システムをマネジメントすることになるインテグレーター（integrator）[注1]の役割は、より一層大きくなると予想される。なぜなら、いかなる地域においても、医療、介護の予算にはかぎりがあるし、これらのサービスを提供しうる専門職の人数も決して潤沢ではないためマネジメントは容易ではないからである。

　したがって、これらのサービス提供が効率的に実施されるマネジメントを可能とするインテグレーター（integrator）の登場が期待される。また、彼らのマネジメントを円滑にするためには、退院患者にどのようなサービスが必要であるかを、より具体化できるツールが必要となる。それは、患者（利用者）の体調や症状に応じたニーズを明らかにし、なるべく詳細に示すことで、これに対応したサービスを用意するというシステムが前提となるからである。したがって、このニーズを示す情報は、個々の患者の状況を正確に伝える「看護必要度」のようなものでなければならない。

注1) インテグレーター（integrator）とは、Berwickが2008年に報告した人々の健康の改善、ケアの質の向上、そして費用低減という3つの目標を達成するにあたってヘルスケア組織に求められる役割として示されたものであり、1人かもしれないしマネジメントチームかもしれないとされている。このインテグレーターに求められる資質として、統合ケアの今後を展望できるビジョンを示せることやチェンジマネジメントを遂行できるものや多職種協働を推進するための規範や基準をしめすことができるなどがあげられている。

4　サービスのマネジメントの基盤となるツールとしての「看護必要度」

　先に病院におけるサービスマネジメントを展開するうえで、有用になると述べた「看護必要度」は、20年近くにわたって臨床現場で使われてきたアセスメントツールであり、急性期病院や回復期病院などでの患者の状況とこれに必要とされた医療や療養上の世話の情報を集約したものである。これを利用して、地域で提供すべきサービスをより細かく利用者の体調や症状に応じたニーズを区分し、それぞれに対応したサービスを用意することは可能となる。

　しかも、「看護必要度」は、患者（利用者）に必要とされる量を推計できるため、地域での提供量をあらかじめ予想できる。これらの情報を詳細に精査していけば、本書の第4部の3で示したように、患者のセルフマネジメント能力を高めることで、提供

主体の提供量を最適化するといった計画も作成できるだろう。ただし、ここで留意しなければならないのは、こうしたサービス量の最適化を含む地域包括ケアシステムの具体的な運営、すなわちマネジメントには、単なるICTによるデータの共有だけで実現できるものではないということである。

なぜなら、データがあっても、ここで必要とされるのは、実際に利用者の個々のニーズに応じた具体的なサービスであり、これを提供できるシステムの構築が必要だからである。つまり、理念的に必要ということではなく、実際に、サービスが利用者に届けられなければならないし、これが有益であることを、利用者の立場から確認されなければならないのである。

地域で生活することになる退院患者の医療、介護、生活支援にかかわるニーズを満たし、しかも多様な提供事業体のそれぞれの利益を最大化するというマネジメントが前提とならねばならないが、これには、一層の横断的な調整である水平的統合が求められる。

したがって今後、医療機関は、自らの事業体のみならず、地域において多様な事業体が参画する各種会議に参画し、病院が存立する地域や、その隣接する地域との連携体制をつくらねばならない。こうした地域との関係性に立脚したマネジメントを実行できる医療機関だけが、これからの地域医療には求められることになる。

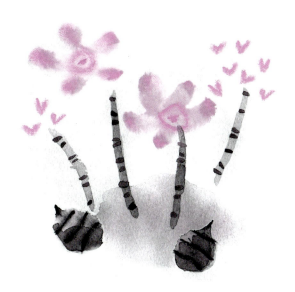

おわりに

　本書は、"看護の記録は、日々の患者の変化を記録するものであり、「看護必要度」の評価があるから記録するものではない"ことを改めて現場の看護師に考えていただくためにつくった。

　電子化が進んで、機械に向かって話せば文章として出てくる時代である。各職種が行った患者への働きかけやケアの記録が、1つの診療録に電子カルテとして整理されてくる時代である。そんな時代であるからこそ、患者の最も身近にいる看護師が、患者の状態の変化を適切に記録として残しておくことは極めて重要なこととなる。

　医師の診断・治療の結果が、患者にどのような変化をもたらしたのか。それぞれの専門職が働きかけたことが、患者の心身の回復にどのように影響しているか。患者の状態を客観的に記録しておくことで理解できる。また、心身にマイナスの影響を与えていないかなど、患者の日々の様子を記録しておくことで、診断・治療の適否や各職種の働きかけの適否がわかる。それがなければ、病気は治ったが患者は起きて動くことができないようなことになってしまう。これでは医療や看護の進歩も望めない。

　機械化が進み分業が進んで、それぞれの医療職が専門的な働きかけをしても、患者に変化が現れなければ意味はない。しかも、よい方への変化である必要がある。一時的に予想されるマイナスの変化であるとしたら、それがプラスの回復に向かう予測される期間はどれくらいなのかを目標設定して、その予想されるプラスの変化までにどのような変化が起きてるのかも記録がなければ記憶として忘れ去られるものとなる。それでは科学とはならない。

　"看護は科学である"といわれて久しいが、「看護記録が必要でない」という看護師がいるとしたら、それは看護を科学として認めていない人であろう。"看護が科学である"としたら、日々行っている看護師の働きかけによって、変化する患者の状態を書き留めて、調査や研究の対象となるようにしておくことも必須となる。何のために記録するか、またどのように記録するかについては、本書を活用して実践していただきたい。

　「重症度、医療・看護必要度（以下、看護必要度）」の評価のあるなしにかかわらず、適切な記録を書けるように日々訓練をしていただきたい。その結果として看護の発展につながればなおよいこととなる。日々の業務の大変さに惑わされることなく、患者

の変化を適切に記録して他の職種が患者の変化を理解して、自らの働きかけの結果を振り返る資料となれば、多職種協働の意味もそのなかで看護師が果たす役割も明確になる。

看護にとっても、新たな看護の創造のためにも、行った看護とその結果を知るためにも患者の変化を適切に記録できるよう日々修練していただきたい。そのことは、結果として看護の発展につながり、日々の看護の検証につながるものと考える。

筆者が看護師になったころ、慢性疾患患者の入院病棟の多くの患者の記録は"著変なし"であった。一部の医療機関では"著変なし"というゴム印をつくって押していたという実態が監査によって明らかになり、問題となったこともある。

近年では、入院期間も短縮して、そのような患者は入院していないので、日々変化のない患者は少ない。それでも「看護必要度」の評価がなされる前は、何を書くのかさえもはっきりしないこともあった。それが、「看護必要度」の評価をするようになり、患者の変化を書いておかなければ検証できないといわれて、看護記録をしっかり書くようになった。それがビッグデータとして積み重ねられ、医療機能の分化に使われることになった。

「看護必要度」は患者の状態が記録として、検証されなければならなかったことから、看護の記録を適切に書くことが要求されることになった。つまり、本当に記録と残しておくべき内容が明らかになった。

本書に「看護必要度」の記録について書かれている田中彰子氏は、長年「看護必要度」のB項目の根拠となる記録について評価者研修の際、ネットを通じて演習してきた。この演習は本来なら、看護師として働く前に学ぶべきことであった。それをおろそかにした結果、今記録に負担感を感じることになっている。本書を参考にして、現場の看護職が適切に記録ができるように日々修練されるように期待している。本書がそれに貢献できることを願っている。

2018年7月

嶋森　好子

看護必要度データから始まる
臨床看護マネジメント
医療機関における患者評価と体制整備

監修者	嶋森好子　筒井孝子
発行人	中村雅彦
発行所	株式会社サイオ出版
	〒101-0054
	東京都千代田区神田錦町 3-6　錦町スクウェアビル７階
	TEL 03-3518-9434　FAX 03-3518-9435
カバーデザイン	Anjelico
DTP	マウスワークス
本文イラスト	渡辺富一郎、和田慧子
印刷・製本	株式会社朝陽会

2018 年 9 月 30 日　第 1 版第 1 刷発行　　ISBN 978-4-907176-70-9　　Ⓒ Yoshiko Shimamori

●ショメイ：カンゴヒツヨウドカラハジマルリンショウカンゴマネジメント

乱丁本、落丁本はお取り替えします。

本書の無断転載、複製、頒布、公衆送信、翻訳、翻案などを禁じます。本書に掲載する著作物の複製権、翻訳権、上映権、譲渡権、公衆送信権、通信可能化権は、株式会社サイオ出版が管理します。本書を代行業者など第三者に依頼し、スキャニングやデジタル化することは、個人や家庭内利用であっても、著作権上、認められておりません。

JCOPY ＜(社)出版者著作権管理機構 委託出版物＞
本書の無断複写は著作権法上での例外を除き禁じられています。複写される場合は、そのつど事前に、(社)出版者著作権管理機構(電話 03-3513-6969、FAX 03-3513-6979、e-mail: info@jcopy.or.jp)の許諾を得てください。